30

Wunder

für Ihre

Gesundheit

Mit Selbstkompetenz
gesund werden und bleiben

Cornelia M. Scala-Hausmann

1. Auflage 2006
2. Auflage, neu überarbeitet 2018

Lektor: Dr. Manfred Greisinger, www.stoareich.at
Fotos: Fotolia, Scala-Hausmann
Layout & Satz: www.lascala.cc

Buchschmiede von Dataform Media GmbH, Wien
ISBN: 978-3-99070-987-0 (Paperback)
ISBN: 978-3-99070-988-7 (Hardcover)
ISBN: 978-3-99070-989-4 (e-Book)

Weitere Buchveröffentlichungen:
Zukunftskraft Nachhaltigkeit – (Co-Autorin, Herausgeberin, Satz & Design), Wieser Verlag, 2010
Zukunftskraft Innovation & Marketing – (Co-Autorin), Verlag Heyn, 2010
Zukunftskraft Arbeit & Energie – (Co-Autorin, Herausgeberin), Wieser Verlag, 2011
Zukunftskraft : 21. Jahrhundert – pc.united, Berlin 2016
Der Zukunftskompass® – Buchschmiede von Dataform Media GmbH, Wien, 2018

Die Inhalte des Buches wurden von der Verfasserin nach bestem Wissen erstellt und mit größtmöglicher Sorgfalt geprüft. Sie bieten jedoch keinen Ersatz für eine kompetente medizinische Beratung. Weder Autorin noch Verlag können in irgendeiner Form Haftung übernehmen.

gewidmet
der Gesundheit eines jeden Menschen

Die Autorin

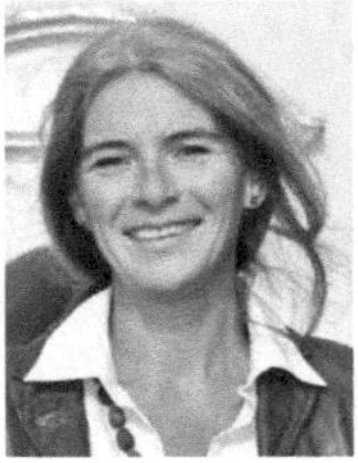

Cornelia M. Scala-Hausmann
Counselor für Zukunftskompetenzen

Jg. 1965, Sohn Sascha, Tochter Nathalie; abwechselnd in Kärnten, in ihrer Heimatstadt Wien und auf den Weltmeeren mit einem Segelboot unterwegs.
Immer auf der Suche nach Essenzen und Synergien verbindet sie Bereiche von Selfness und Business zu einem Ganzen.
Berufsmosaik: Studium Grafik-Design & Werbewissenschaften; bis 2000 geschäftsführende Gesellschafterin einer Werbeagentur in Wien 19 mit 12 Mitarbeitern, großen Konzernkunden und 100 Arbeitsstunden pro Woche. Ab 2000 vielfältige Ausbildungen in Coaching, Therapie und Gesundheit (4-jähriges Diplomstudium der Kunsttherapie; Stressmanagement, TCM-Diätetik, Systemisches Coaching, Mentaltrainings, Psychosomatik, Lebens- und Sozialberatung, Unternehmensberatung u.a.); Lehrcoach und Supervisorin für LSB, Klangtherapie & Coaching. Mitentwicklung des Konzeptes "Führungskunst" im Wiener Kunsthistorischen Museum. EU-Zertifizierung als Erwachsenenbildnerin (Andragogin). Seit 2005 als „Counselor" tätig. 2007 Gründung und seither CEO des Instituts für Zukunftskompetenzen. Konzeption des Lehrgangs "Coach für Zukunftskompetenzen" und dessen Leitung. Entwicklung des "Zukunftskompass®" mit 12 essenziellen Zukunftskompetenzen. Seit 2015 auf Segel-Weltreise, Autorin mehrerer Bücher und Publikationen.

www.lascala.cc, www.zukunftskompetenzen.at

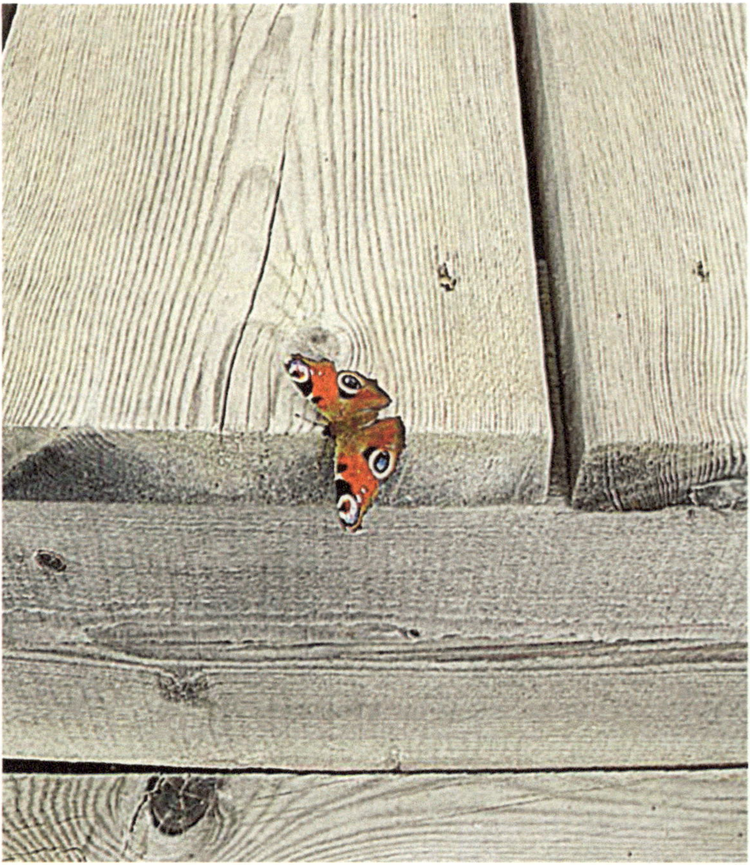

Gesundheit ist ein ewiger Prozess ...

Vorwort

Ich hatte im Leben schon einige Nüsse zu knacken – eine davon war die Diagnose „Verdacht auf Krebs“ im Alter von 19 Jahren, was mein Leben in andere Bahnen lenkte. Es folgten weitere Schicksalsschläge, die mir jedoch viele Aus- und Weiterbildungen im alternativen und therapeutischen Bereich bescherten und mich zur akribischen Forscherin in Sachen Gesundheit und Geisteswissenschaft werden ließen. Ich wurde mehrfach angesprochen, dieses komprimierte, gesammelte Wissen als Impuls passend in unsere Zeit zusammen zu fassen: kurz und bündig, für Schwerbeschäftigte und Lesefaule. Nicht, weil es neu ist, sondern weil wir es so oft vergessen. Jedes Kapitel ein Tor in eine neue Welt, eine Welt der Gesundheit und Freiheit.

Denn heute ist vielen Menschen das Leben abhanden gekommen. Kein Wunder also, wenn wir krank werden. Dabei gibt es einfache Mittel zum Leben, die Wunder wirken können.

Also leben Sie und lassen Sie Wunder wirken!

Inhalt

Dieses Büchlein erhebt keinen Anspruch auf Vollständigkeit. Wenn Sie weitere natürliche Wunder der Gesundheit entdecken, nur zu! Ich freue mich auch, wenn Sie mir diese mitteilen möchten.
C.S.H.

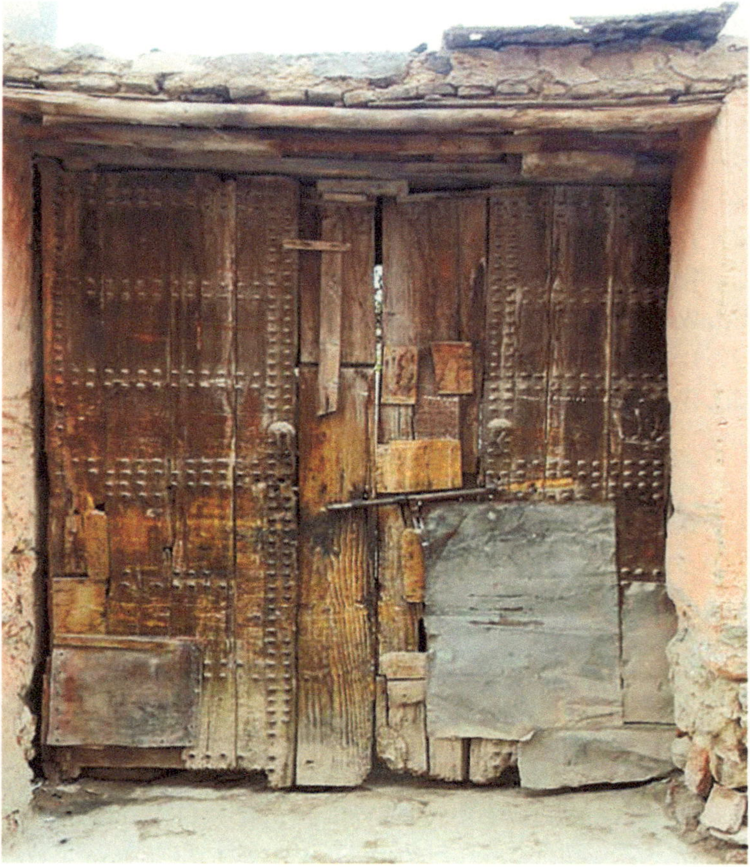

... der alle Ebenen unseres Seins umfasst ...

Einführung

Einfach als Denkanstoß ist dieses Büchlein gedacht. Es ist übersichtlich und gebündelt, wie ein Taschenkalender, der Sie täglich an die Wunder für Ihre Gesundheit erinnert. Eigentlich wissen wir es ja, doch wir vergessen es im Alltag. Also brauchen wir eine ständige Erinnerung an das, was uns gut tut.

Jedes Wunder ist bewusst knapp gehalten und als „Checkpoint" zu verstehen, was für Sie relevant ist und Impulse geben kann.
In diesem Büchlein zu blättern und über die einzelnen Kapitel nachzudenken, ist eine sinnvolle Beschäftigung, wenn Sie irgendwo warten müssen, eine Pause oder sogar Zeit für sich haben!

Tipp:
Machen Sie sich Notizen, legen Sie sich ein „Gesundheitsbuch" oder „Selfness-Tagebuch" an, in dem Sie Ihre Gedanken zu den einzelnen Impulsen eintragen und klären können!
Werden Sie zum Wächter über Ihre Gesundheit. Sie selbst, nicht andere, sollen darauf achten. Sie ist Ihr wertvollstes Gut, denn Sie haben nur diese eine.

Gesundheit!

Selbst-Coaching

Zur Einstimmung: Was sind meine gesundheitlichen Problematiken? Was möchte ich verändern?

Gedanken zu meiner Gesundheit

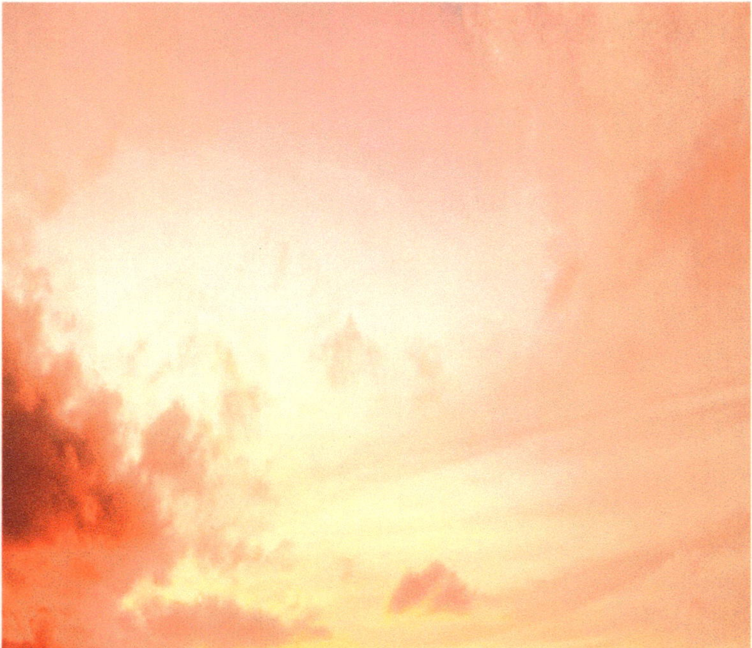

... niemals absolut ist ...

1. Wunder: Sonne und Licht

Die Sonne hat ein Strahlenspektrum, das uns gesund hält. Zwei Stunden im Freien bei Sonnenschein haben über die Augenzirkulation einen reinigenden Effekt auf unser gesamtes Blut!
Die Sonne stärkt unser Immunsystem und unsere Abwehrkräfte. Sie wirkt antibakteriell, antiviral und antifungal! Das heißt nicht, dass Sie in der Sonne braten sollen, um braun zu werden. Nein, Sie sollen sich einfach bewusst zu angenehmer Stunde im Freien aufhalten.

Wie heilsam „lichte Erlebnisse" sein können, weiß jeder, der so ein Erlebnis schon einmal hatte. Jetzt heißt es: Sie bewußt schaffen! Wenn es mal düster in Ihnen wird: Wer oder was „hebt" bzw. „erhellt" Ihr Befinden?

Von Lichtnahrung haben wir schon gehört – ist hier nicht unbedingt gemeint. Aber sehr wohl „lichte Nahrung" – also Nahrung, die viel Licht (Photonen) gespeichert hat, wie z.B. sonnengereiftes, biologisches, frisches Obst und Gemüse! Und um Fertig- und Mikrowellengerichte machen Sie einen großen Bogen. Die schenken mehr Probleme als Nutzen.

Verordnung/Empfehlung:

- Täglich mind. 2 Stunden raus an die Sonne!
- Ernährung und Erlebnisse (lichte + dunkle) überprüfen und mehr Licht ins Leben bringen!

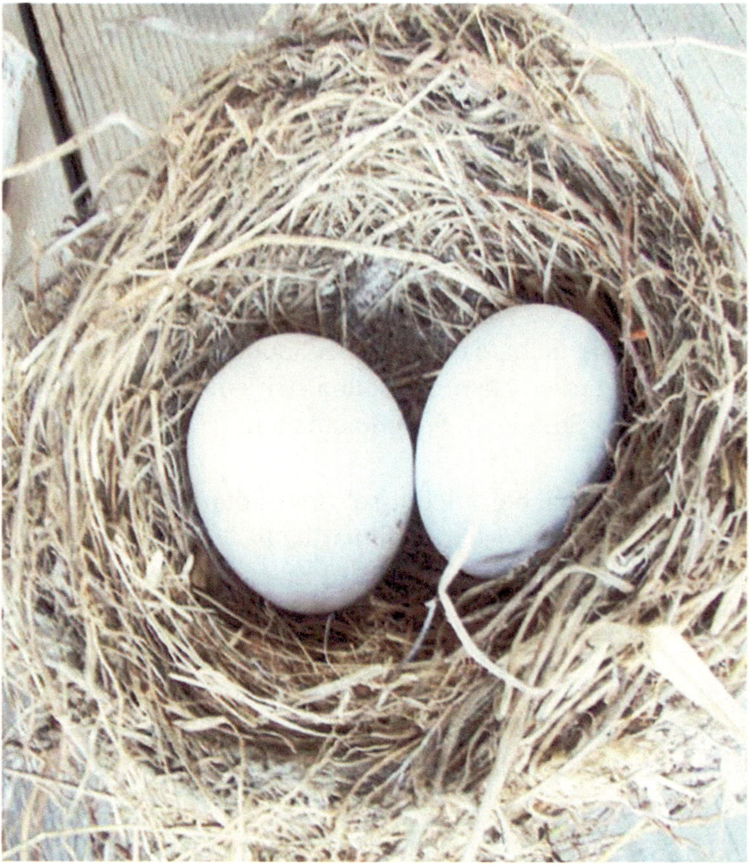

... immer in Veränderung ist ...

2. *Wunder:* Wärme

Das, was in unserem Körper „erkaltet", wird von unserer Energie abgeschnitten und erkrankt. In der Anthroposophischen Medizin erwärmt man den Körper mit Mistelinfusionen. In der Naturheilkunde und in der chinesischen Medizin werden ebenso wärmende Kräuter und Lebensmittel eingesetzt. Wenn wir gefühlsmäßig erkalten, erkälten wir uns auch! Denn Wärme ist nicht nur von außen durch Bäder oder Tees zuführbar, sondern auch von „innen" durch Gefühle und Gedanken!

Was Sie erwärmt:
= Ideale & Werte (wofür können Sie sich erwärmen?)
= Bewegung (körperlich & geistig)
= Richtige Ernährung (Suppen statt Rohkost)
= Heiße Bäder, Dampfbad, Sauna
= Mistelkuren
= Kräutertees (Linden-, Holunderblüten etc.)
= Gewürze (Kardamom, Ingwer, Chili, Zimt, Nelken etc.)

Verordnung/Empfehlung:
- Die eigenen Ideale finden und täglich daran denken!
- Güte, Liebe, Enthusiasmus und Wahrheit pflegen statt Neid, Hass und Lügen.
- Sich für etwas begeistern (lassen)!
- Ernährung überprüfen.

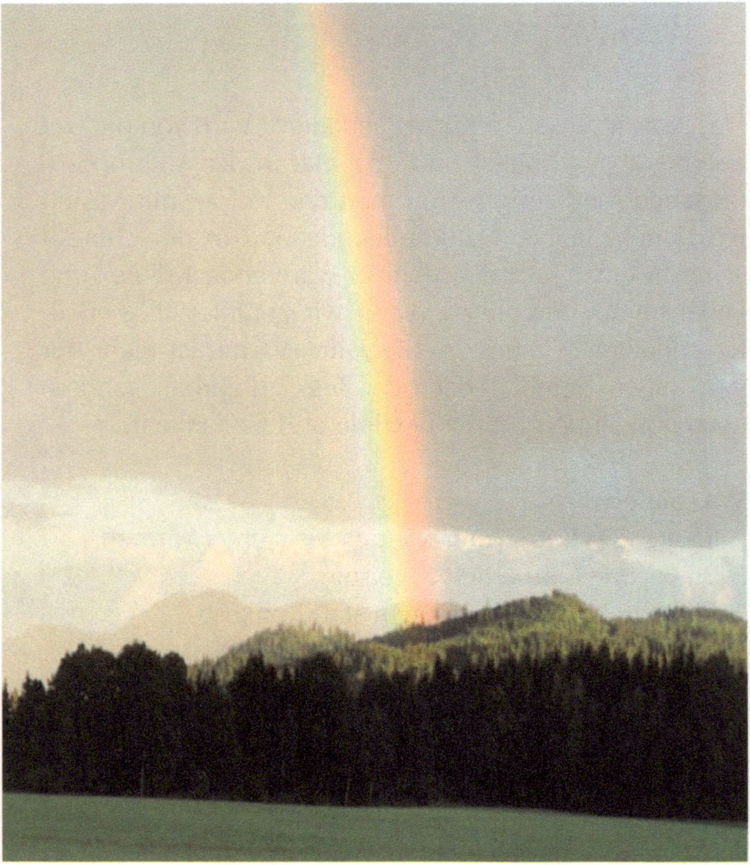

... und uns zeigt, wo wir im Leben stehen.

3. Wunder: Farben

Wer sich eingehender mit Farben beschäftigt, kommt um deren Frequenzen nicht herum und landet unweigerlich bei kosmischen Zusammenhängen mit Entsprechungen von Tönen, Planetenbahnen bis hin zum Aufbau von Atomen. Der Regenbogen ist die sichtbare Erklärung, wie die Schöpfung aufgebaut ist. Oktaviert man einen Ton, landet man physikalisch in einer Farbe!
Farben wirken direkt auf unser limbisches System und können so direkt auf unsere Körperfunktionen Einfluss nehmen. Rot stärkt die Lebenskräfte, Rosa-Töne geben „liebevolle" Frequenzen ab, Grün entspannt uns etc.

Bedeutung und Wirkung der einzelnen Farben (Auszug):

ROT: Ton FIS (Jupiter) – Impulsgebend, Gestaltungskraft, Eros, Macht
ROTORANGE: G (Erddrehung) – Dynamik, Vitalität, Energie, Stärke
ORANGE: GIS (Uranus, Neptun) – Intuition, sexuelle Rhythmen, Erneuerungskraft, Archaisch, Unbewusstes
GELBORANGE: A (Venus) – Weiblichkeit, Harmonie, Liebesenergie
GELB: AIS (Mondknoten) – Wissen, Freiheit, Verdauung
GELBGRÜN: H / C (Sonne) – stärkt die Mitte, spirituelles Erkennen
BLAUGRÜN: CIS „OM-Ton" (Erdumlauf, Pluto) – Ruhe, Entspannung, Weite, Natur, Herz, Atmung, lockernd, ausgleichend, entkrampfend
HELLBLAU: D (Merkur) – Kommunikation, Sprache, Austausch, Frieden
KÖNIGSBLAU: D (Mars, Saturn) – Willenskraft, Durchsetzung, Tiefe
BLAUVIOLETT: DIS (Sonnensystem) – Authorität, Magie, Transformation
VIOLETT: E (Mond) – Heilung, Spiritualität
ROTVIOLETT: F (Platonisches Jahr) – Heiterkeit, Antidepressivum, Geist
ROSA: (Planet GJ 504b) – Liebe, Herzlichkeit, Fürsorge, Sensitivität
WEISS: alle Farben – Klarheit, Einheit, Reinigung, Vollkommenheit.

Farbtöne physikalisch nach Hans Cousto.

Selbst-Coaching

Welche Bedeutung haben die drei ersten Wunder für mich und wo könnte ich sie einsetzen?
Habe ich genügend Licht und Wärme?
Welche Farben sollte ich mehr in mein Leben bringen?

Gedanken & Notizen

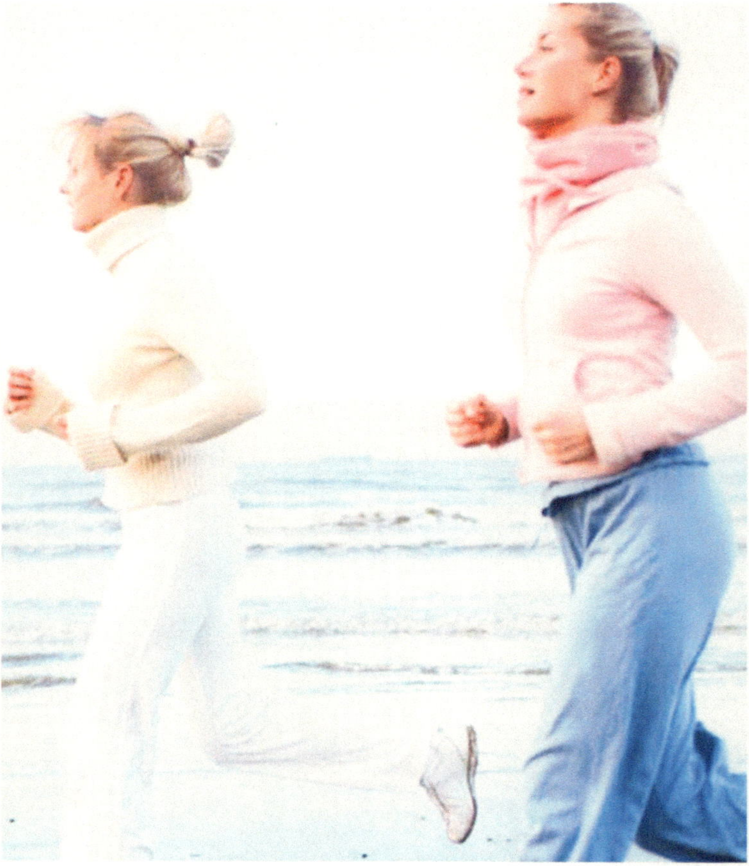

Ob körperlich, seelisch oder geistig ...

4. Wunder: Bewegung

Wir sind nun mal dazu bestimmt, uns fortzubewegen, sonst wären wir als Pflanze auf die Welt gekommen.
Suchen Sie sich aus, was Ihnen am meisten Spaß macht: ob Spazierengehen, Wandern, Nordic Walking, Joggen, Radfahren, Schwimmen, Qi-Gong, Taiji, Yoga, Surfen oder anderes, bleibt Ihnen überlassen.
Ein Tipp: nicht überfordern! Solange es Freude macht, ist es ok. Und wenn Sie z.B. gleichzeitig die Gegend erforschen oder sich an der Landschaft erfreuen, merken Sie gar nicht, wie weit Sie schon gegangen sind. Suchen Sie sich attraktive Anhaltspunkte! Oder legen Sie sich „Besuchs-Etappen“ zurecht, um liebe Menschen oder schöne Ziele aufzusuchen. Nehmen Sie Freunde oder deren Hund mit! Wichtig ist nur: regelmäßig dabeibleiben!! So steigert man sich automatisch ohne Zwang.
Und wer gar keine Zeit zu haben scheint:
Sehr effizient und zeitsparend ist Zimmer-Trampolin-Springen. 5 Minuten pro Tag bringen unsere Zellen bestens in Schwung!

Verordnung/Empfehlung:

- 3 x 20 Minuten / Woche bewegen!
- Welche Strecken könnten Sie statt mit dem Auto zu Fuß oder mit dem Rad erledigen?
- Springschnur- oder Trampolin-Springen!

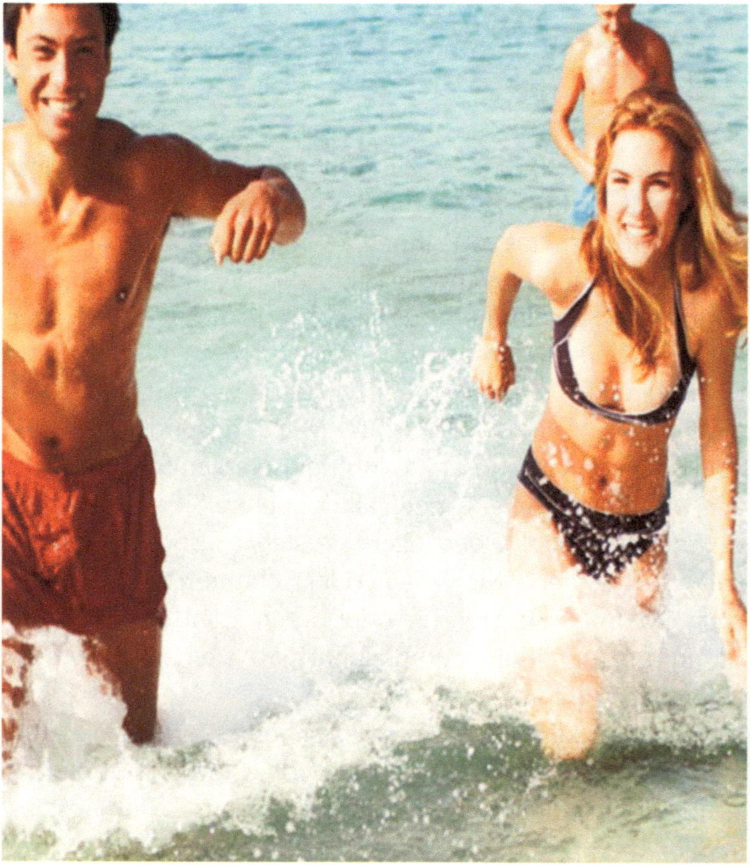

... jede Ebene wirkt auf die beiden anderen ...

5. Wunder: Lachen

Schon Hippokrates wusste um das Geheimnis des Humors. Humor relativiert einiges und gleicht die „Humores", die „Lebenssäfte" aus. Es soll Krebspatienten geben, die durch Lachen wieder gesund wurden. Konkret hat ein mir bekannter Mann begonnen, Witze zu sammeln und nebenbei verschwand sein Krebs!

Nicht von ungefähr heißt es „Lachen ist gesund"! In östlichen Lehren gibt es „Lachmeditationen" (Lach-Yoga) und in Tibet wusste man sich zur Entspannung in Gruppen mit unverständlichem „Brabbeln" zu helfen – ein sehr erheiterndes Unterfangen! Probieren Sie es aus: Setzen Sie sich zusammen und brabbeln Sie drauf los! Unverständliches Zeug – so kann man sich alles von der Seele brabbeln, ohne dass der andere es versteht ;-)

Verordnung/Empfehlung:

- Wege finden, um möglichst viel zu lachen!
- Witze sammeln.
- Lustige Filme ansehen.
- Lach-Yoga praktizieren.
- „Brabbel-Sessions" machen.
- Das Leben mit mehr Humor betrachten:
  Worüber konnten Sie bisher gar nicht lachen?

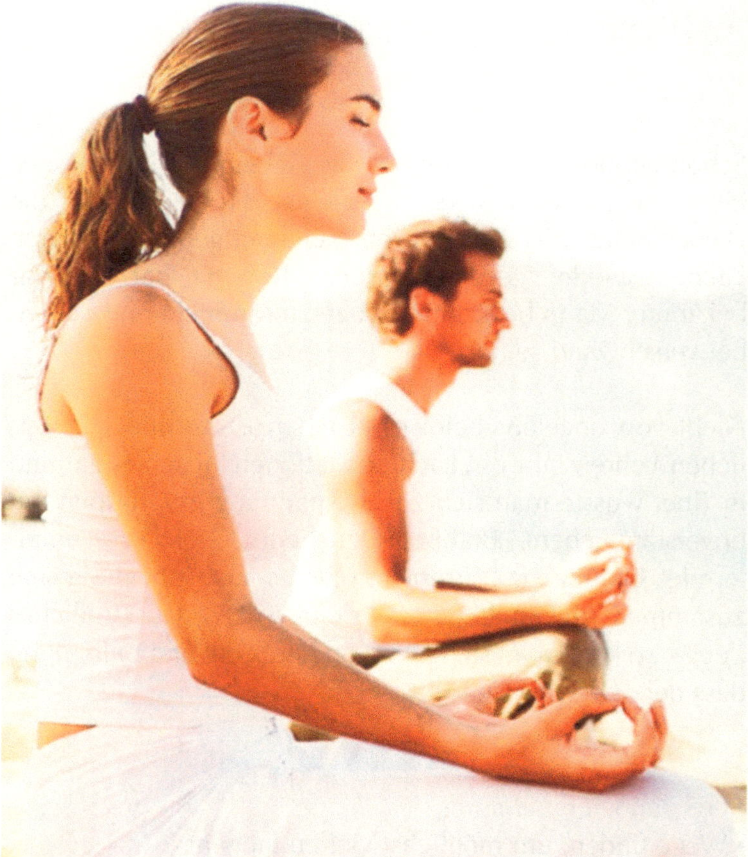

... und beeinflusst sie negativ wie auch positiv.

6. *Wunder:* Atem

Atmen tut doch jeder! Und doch ist es nicht selbstverständlich. Viele atmen zu flach und nur in den Oberkörper. Der Atem kann uns vieles zeigen. Er führt uns ebenso zu versteckten Empfindungen (Rebirthing, Holotropes Atmen, Sufi-Atmung*), wie er uns körperliche Grenzen zu überwinden hilft (Atemtraining beim Tauchen).
Wir können im Qi Gong zu jeder Stelle unseres Körpers atmen, können Sauerstoff zuführen oder Schlacken abführen. Unser Atem kann uns befreien, indem er Blockaden einfach an die Luft setzt.
Über den Atem sind alle Menschen, Tiere, Pflanzen miteinander verbunden und in stetigem Austausch. Ein Waldspaziergang reichert unser Blut mit Sauerstoff an und verjüngt uns auf diese Weise. Und jeder Gesangsunterricht beginnt mit einem Atemtraining.

Verordnung/Empfehlung:

- Termin bei Atemtherapeuten/in oder Gesangslehrer/in.
- Auf einen Berg oder ans Meer fahren oder auch nur
- zum offenen Fenster hinstellen, in die Weite blicken,
  die Hände hoch und einatmen –
  Lungen ganz mit Sauerstoff füllen –
  und Hände wieder hinunter und ausatmen – 5x!
  Spüren Sie den Unterschied?

*Atemtechniken, die Zugang zu Unbewusstem schaffen.

Selbst-Coaching

Was bewegt mich und was lässt mich erstarren? Wo braucht es mehr Bewegung in meinem Leben, wo geht mir der Atem aus und wobei vergeht mir das Lachen?

Gedanken & Notizen

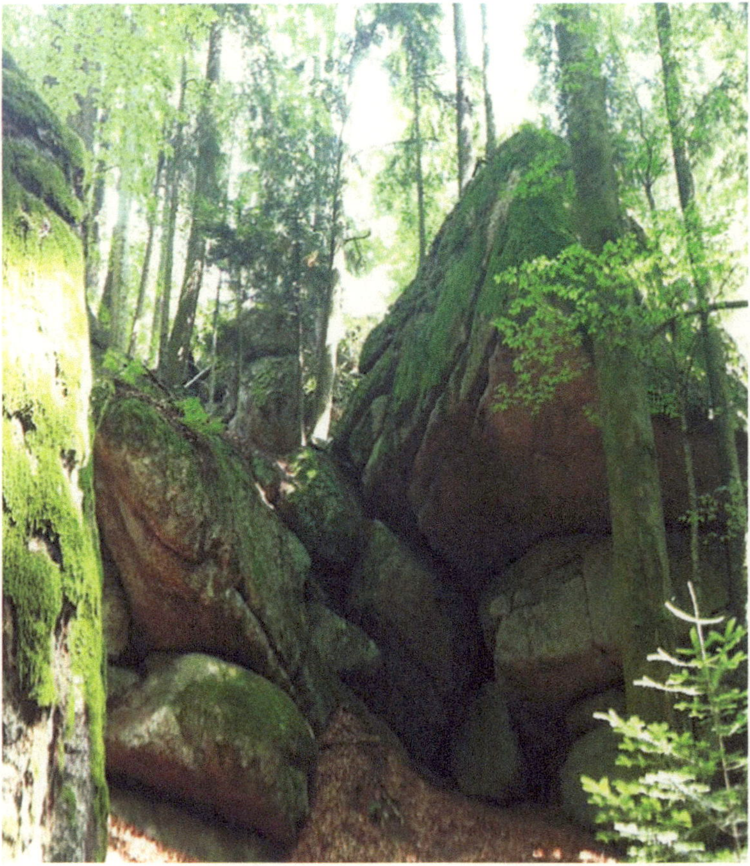

Es entstehen permanente Wechselwirkungen ...

7. Wunder: Natur

Dies ist nun wirklich ein großes Wunder. Und allein das Sehen dieses Wunders ist heilend. Wenn Sie an einem wunderschönen Naturplatz sind und einfach das Auge schweifen lassen – wie wohl tut das! Raus aus der Stadt, so oft es geht! Aber auch virtuell wirkt es, wenn wir Naturfilme sehen, Fotos anschauen oder uns zu einem schönen Naturplatz träumen! „Grün entspannt das Auge" – hieß es schon vor langer Zeit und tatsächlich ist es so. Wir werden in grüner Umgebung gleich viel ruhiger und entspannen unseren gesamten Organismus.
Wasserfälle laden uns auf, Gewitter ebenso. Holen Sie sich bewusst Energie, stellen Sie sich unter einen Wasserfall oder gehen Sie im Regen spazieren, im Sinne von „I'm singing in the rain", oder erleben Sie Gewitter mal im Freien, zum Beispiel unter einer Laube.
Gehen Sie öfter barfuß! Nehmen Sie wieder Kontakt zu „Mutter Erde" und ihren Mineralien über Ihre Fußsohlen auf. Eine Fußreflexzonenmassage erhalten Sie so gratis dazu!

Verordnung/Empfehlung:
- So oft wie möglich ins Grüne!
- Wasserfälle aufsuchen.
- Regen und Gewitter auch mal draußen genießen.
- Natur direkt spüren, barfuß gehen!
- Naturwunder besuchen.

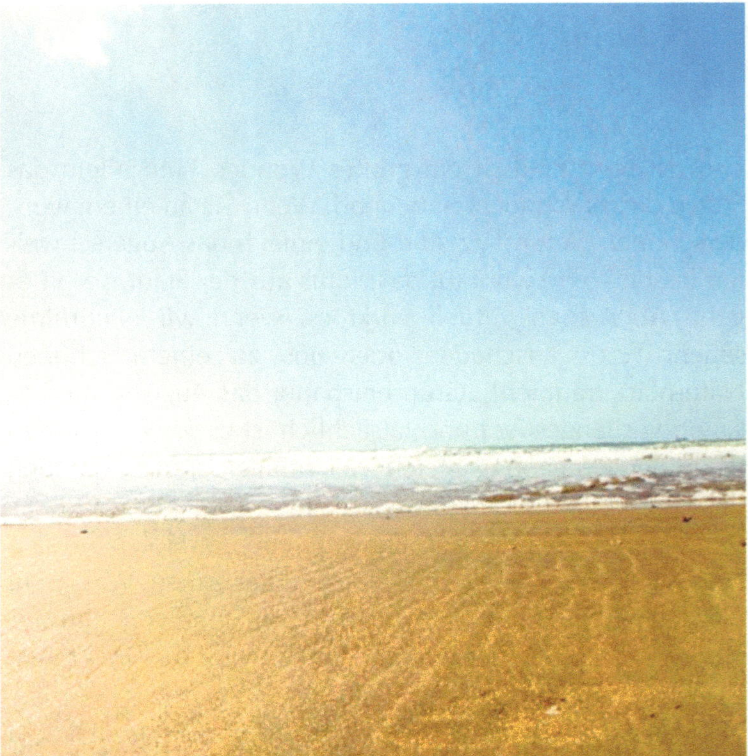

... die uns auf unserem Lebensweg begleiten ...

8. Wunder: Meer

Das Meer bringt uns an den „Puls der Gezeiten“. Verbringen Sie ein paar Tage allein am Meer. Nicht als „(Öl)Sardine“ am Strand liegend, sondern an schattigen Plätzen, malerischen Häfen, wo die Zeit „verebbt“. Und lassen Sie sich von Ebbe und Flut Ihren Rhythmus zeigen. Richten Sie Ihren Blick zum Horizont und überdenken Sie Ihr Leben und Ihren Lebensweg.

Schwimmen Sie, so oft Sie können, im Meer. Das Meerwasser an sauberen Küsten führt Ihrer Haut und damit Ihrem Organismus wertvolle Mineralien zu.

Wer schiffstauglich ist, dem bringt ein Segelurlaub ohne unnötigen Luxus die nötige Nähe zu Wasser, Wind und Wellen. Segeltörns mit dem richtigen Skipper sind für ein komplettes Abschalten und Aussteigen bestens geeignet und verbinden uns wieder mit der Natur und ihren Gewalten.

Verordnung/Empfehlung:
- Kurzurlaub am Meer.
- Badeurlaub an natürlichen Buchten oder
- Segeltörn buchen.

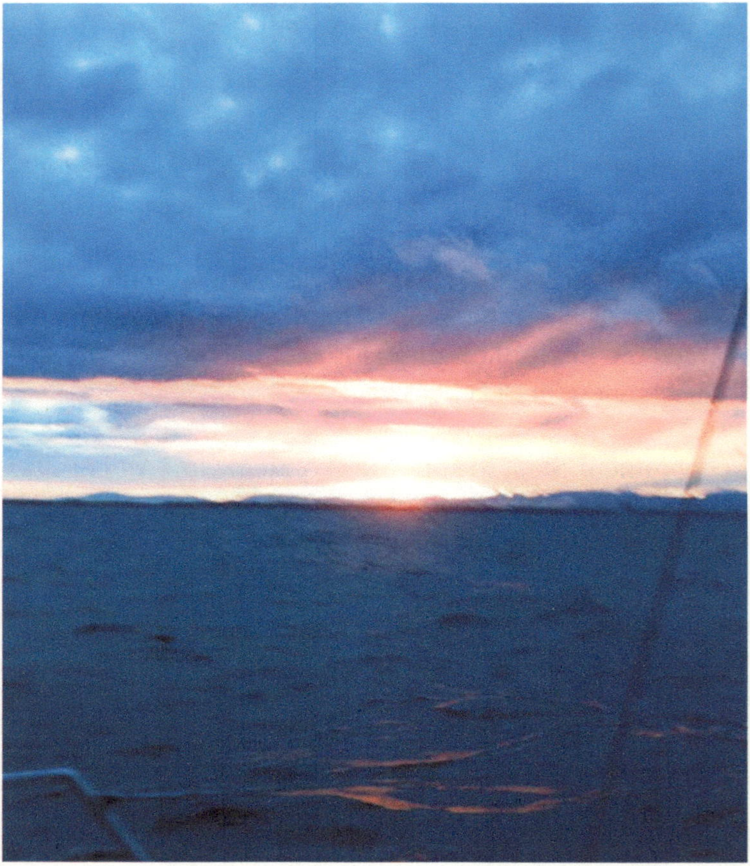

... ein Rhythmus ...

9. *Wunder:* Morgendämmerung

Der Hypothalamus in unserem emotionalen Gehirn stimmt unseren Körper auf den Rhythmus der Jahreszeiten ein. Er steuert Hormone und Neurotransmitter. Chronobiologische Studien erzählen von massiven Gesundheitsschäden durch Schichtarbeit.

Zwischen 5 und 8 Uhr morgens versucht das Gehirn zu träumen. Wenn uns der Wecker aus dem Schlaf oder Traum reißt, ist das äußerst unangenehm und kann zu depressiven Verstimmungen führen. Ein Licht, das die Morgendämmerung simuliert, hat gute Erfolge verzeichnet und depressive Menschen im wahrsten Sinne des Wortes „aufgeheitert".

Verordnung/Empfehlung:

- Wenn Sie immer „mitten in der Nacht" oder vor dem Morgengrauen aufstehen müssen, beschaffen Sie sich einen Lichtwecker. Er wird – wie ein Sonnenaufgang – immer heller, bis es zu der Zeit, zu der Sie aufstehen müssen, taghell im Zimmer ist.
- Genießen Sie öfter die natürliche Morgendämmerung und erschaffen Sie mit ihr Ihren neuen Tag!

Selbst-Coaching

Was ist meine Natur und in welchem natürlichen Umfeld fühle ich mich am wohlsten? Wo braucht es Rhythmus in meinem Leben und wie kann ich mich damit stärken?

Gedanken & Notizen

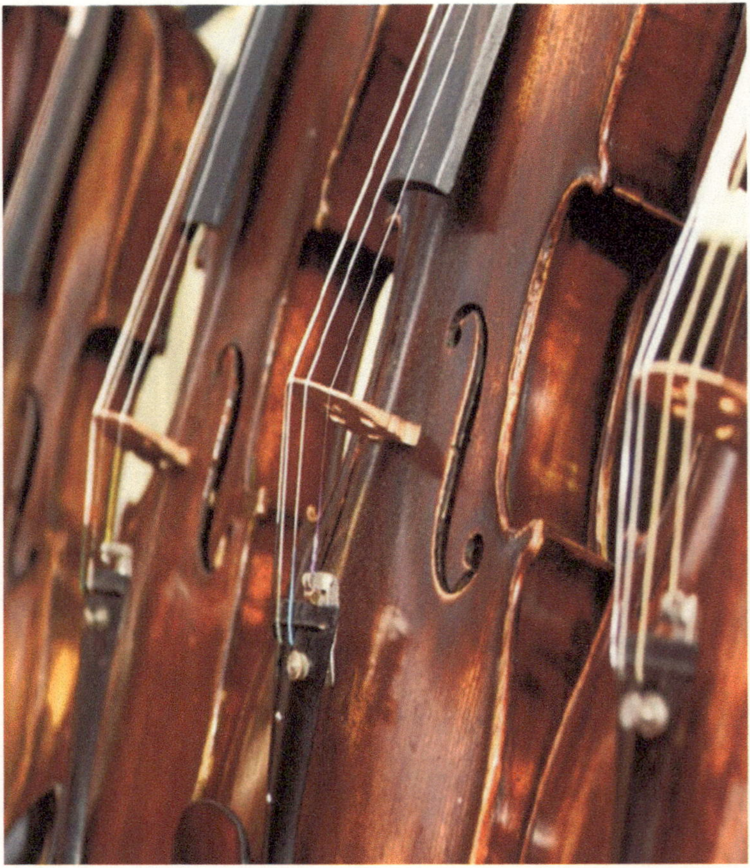

... eine Harmonie ...

10. Wunder: Musik

Musik findet direkten Eingang in unsere Gefühlswelt und kann diese verändern, verstärken oder umkehren, ohne dass wir es verhindern können.
Musik verbindet Menschen ohne Worte. Kein Film wäre erfolgreich ohne Musik. Pflanzen wachsen bei bestimmten Musikstücken besser und Wasser bildet bei positiver Musik schöne Kristalle (Emoto).

Heute wird Musik in der Therapie heilend eingesetzt. Studien beweisen ihre Wirkung auf unsere Zellen. Wichtig ist auch, dass es möglichst Live-Musik ist. Auf CD und iPod sind viele Schwingungen verloren gegangen.
Deshalb sind gesungene Kinderlieder so wichtig, denn sie heilen Kind und Familie. Gute-Nacht-Lieder sind für Kleinkinder unersetzlich und geben auch der Mutter (oder dem Vater) sehr viel.

Verordnung/Empfehlung:

- Musik hören, die harmonisiert und entspannt.
- Viel singen! (Wenn auch nur unter der Dusche ;-)
- Selbst musizieren.
- Live-Konzerte besuchen.
- Musiktherapie (Tomatis, Altorientalisch, Klassisch u.a.).
- Meiden Sie destruktive Musik (Hardrock, Techno...) und ständige „Berieselung".

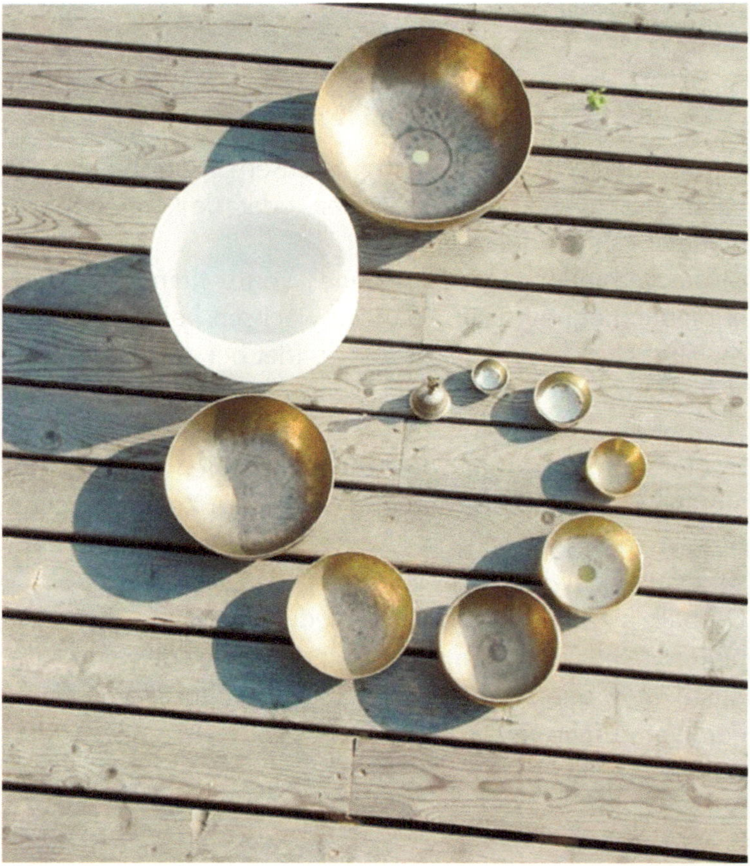

... die unsere Zukunft komponiert.

11. Wunder: Klang

Sind Sie mit sich im Einklang?
Der Klangtherapie liegen uralte Erkenntnisse über die Wirkung von Klängen zugrunde, die schon vor über 5000 Jahren in der tibetischen Heilkunst Anwendung fanden. In der östlichen Vorstellung ist der Mensch aus Klang entstanden, i s t also Klang.

Ist der Mensch mit sich und seiner Umwelt im „Ein-Klang", dann ist er in der Lage, sein Leben frei und kreativ zu gestalten. Klangtherapie wird erfolgreich in jedem Bereich der Stressbewältigung eingesetzt, aber auch bei sämtlichen Krankheitsbildern, um die Heilung zu beschleunigen. Sie wirkt auf allen 3 Ebenen (körperlich, geistig und seelisch) und ermöglicht somit ein ganzheitliches Arbeiten.
Und: Entspannte Menschen sind nicht nur gesünder, sondern auch schöner!

Verordnung/Empfehlung:
- Termin bei Klangmasseur/in.
- Mit Klängen experimentieren (Obertongesang, Trommeln, Saiteninstrumente, Klangschalen, Gongs, Harfen, u.a.m.).

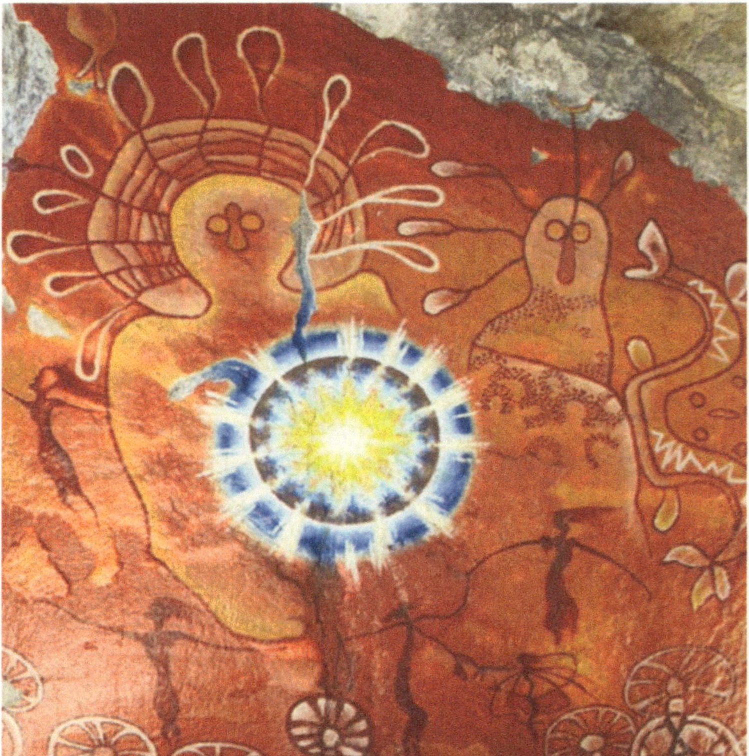

Das Gute daran ist, dass nichts absolut ist ...

12. Wunder: Kunst

Der künstlerische Prozess an sich wirkt (selbst)therapeutisch, weil er selbstformende, selbstregulierende, integrierende und harmonisierende Prozesse fördern und initiieren kann. Jeder einzelne künstlerische Prozess hat eigene Wirk-Kräfte. Durch ein Sich-Einlassen auf die Künste kommen wir zu völlig neuen Perspektiven und entdecken unsere Quelle persönlicher Kreativität.

In den Hochkulturen unserer Erde war Kunst eine Anbindung an unser höheres Selbst. Daher war sie niemals negativ, sondern immer positiv und „zog uns hinauf statt hinunter".

Harmonische Kunstwerke können uns somit „gute Schwingungen" geben und ebenso heilsam wirken.

Emma Kunz aus der Schweiz schuf ihre Kunstwerke zum Beispiel zu Heilzwecken. Und wenn man mit Künstlern spricht, erzählen die meisten, dass ihre Kunst ihnen selbst zur Heilung dient.

KUNST = Leben & Ausdruck des Menschen.

Verordnung/Empfehlung:

- Umgeben Sie sich mit „schöner Kunst" und eliminieren Sie Kunstwerke, die Sie negativ beeinflussen (auch wenn sie noch so teuer waren).
- Schaffen Sie Ihre eigenen Kunstwerke!
- Tanzen, malen, dichten, singen, gestalten Sie!

Selbst-Coaching

Wo herrscht Dissonanz in meinem Leben? Wo sehne ich mich nach Harmonie? Gibt es in mir Themen, die ausge-drückt gehören, aber sorgsam verdrängt werden? Lass uns doch ein „wildes Bild“ malen, wo einfach alles raus darf, was da ist ...

Gedanken & Notizen

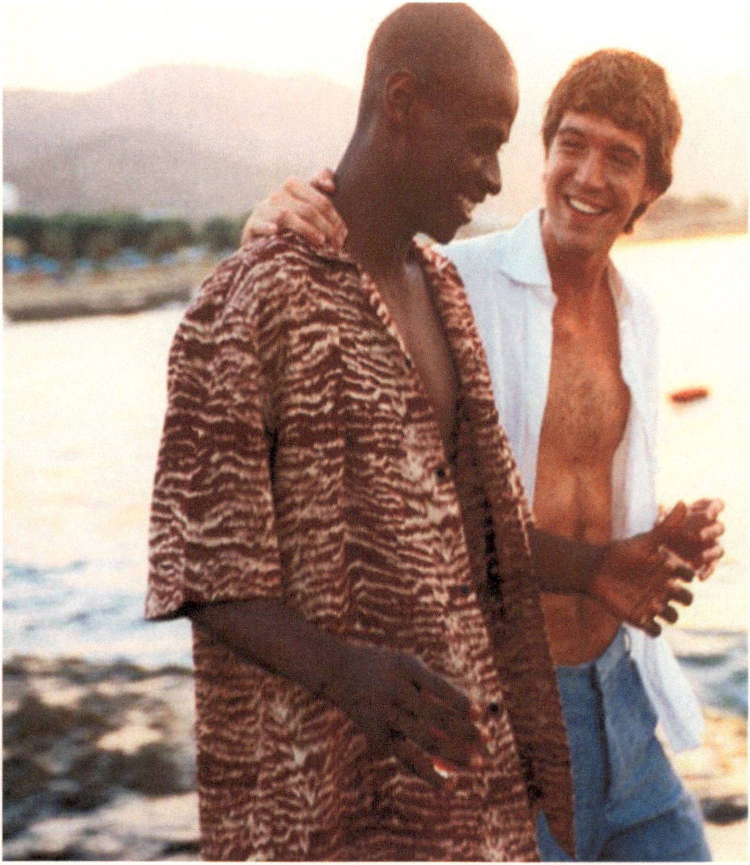

... dass wir jederzeit verändern ...

13. Wunder: Gespräche

Wer kennt das nicht? Etwas lastet auf uns. Ein Konflikt, eine Emotion, Sorgen etc. werden als Last mit uns herum getragen. Sie drücken, ja unterdrücken uns. Endlich trifft man einen Freund, mit dem man darüber reden kann, mit dem man diesen Konflikt konfrontieren und ansprechen kann.
Was geschieht dann in den meisten Fällen? Man fühlt sich im wahrsten Sinne des Wortes erleichtert. Die Last ist weg oder weniger geworden.
So wichtig schweigen in bestimmten Situationen auch ist – reden hilft uns, unsere Sorgen loszuwerden. Nicht umsonst heißt es: „Rede es dir von der Seele" oder „Geteiltes Leid ist halbes Leid"!
Und wenn es bei Freunden nicht funktioniert, dann bei einem Fachmann oder einer Fachfrau des Zuhörens, der oder die eine Form der Gesprächstherapie beherrscht.

Verordnung/Empfehlung:

- Was würden Sie sich gerne von der Seele reden?
- Therapeuten aufsuchen oder
- einen guten Freund oder eine gute Freundin, der oder die wirklich objektiv und aufmerksam zuhören kann.
- Für Gläubige kann auch der Beichtstuhl Wunder wirken.
- Im Notfall dient auch ein Tagebuch als „schriftlicher Gesprächspartner", wo man sich alles von der Seele schreiben kann!

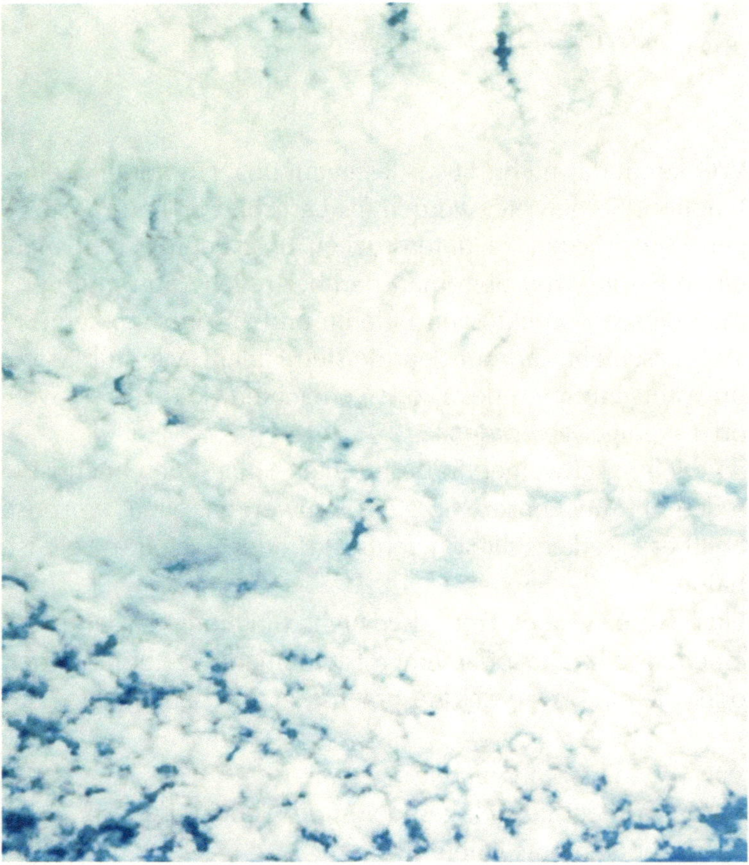

... uns neu ausrichten können ...

14. Wunder: Gedanken

Da wir inzwischen um die Psychosomatik wissen, ist es angebracht, unsere Gedanken unter die Lupe zu nehmen. Gedanken schaffen Wirklichkeiten – auch unsere Wirklichkeit! Daher ist es sinnvoll, sich nicht von negativen Gedanken „zerfressen" zu lassen, sondern sich mit positiven Gedanken „neu zu formen"!

„(Rechte) Gedanken formen (rechte) Menschen."

Zitat aus tibetischen Schriften.

„Die Welt ist, was wir denken, dass sie ist!"
Ein bekannter Satz aus der Geisteswissenschaft, der mittlerweile physikalisch nachvollzogen wurde. Also Achtung! Sie schaffen sich selbst Ihre Welt, also schaffen Sie sich doch eine bessere Welt!

Verordnung/Empfehlung:

- Achtsam sein, was Sie denken! Ertappen Sie sich bei negativen Gedankenmustern und formulieren Sie diese ins Positive um. Denken Sie sich gesund!
- Mentaltrainings.
- Literatur (siehe Anhang).
- Denkschulung & Klärungstechniken.
- Bogenschießen oder anderen Mentalsport ausüben.

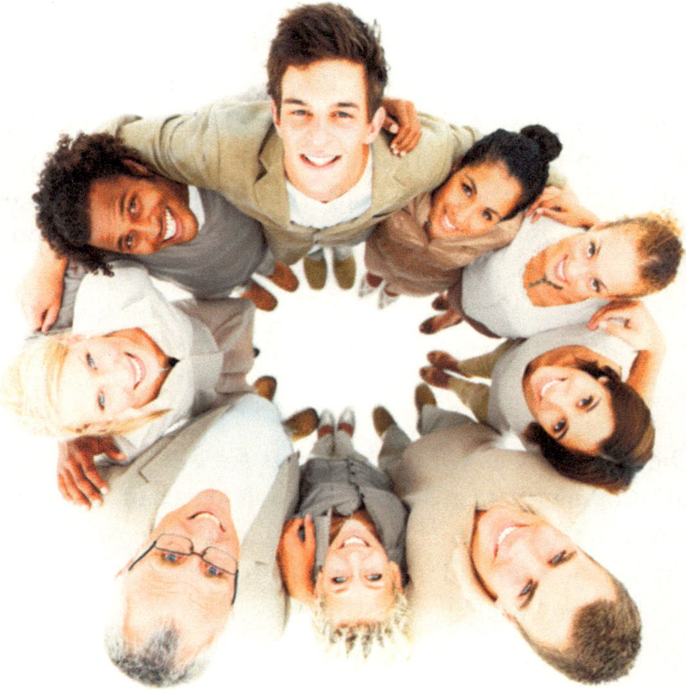

... denn es ist immer unsere Wahl!

15. Wunder: Geselligkeit

Der Mensch ist ein „Gesellschaftstier“. Im Normalfall. Natürlich gibt es auch Ausnahmen. Doch bevor wir die Einsamkeit lieben lernen und uns selbst genügen, brauchen wir Gesellschaft, Austausch und körperliche Nähe.
Es gibt genügend Versuche, die beweisen, dass sich Babys ohne Berührung nicht gesund entwickeln, weder Tier noch Mensch!

Andererseits sollten Sie Begegnungen mit unangenehmen oder zu fordernden Menschen meiden. Fragen Sie sich immer hinterher, wie es Ihnen geht und was es Ihnen gebracht hat. Es sollte Sie weiterbringen. Sie sollten Energie auftanken und nicht verlieren!
Nur wenn Sie stark genug sind, können Sie geben, ohne zu bekommen!

Verordnung/Empfehlung:

- Unternehmungen jeglicher Art, um unter „Gleichgesinnten“ zu sein! Wohlfühlen ist wichtig!
- Ausflüge zu schönen Orten als Fixpunkt einführen.
- Treffen mit „energieraubenden“ Personen unterbinden.
- Eventuell Haustier anschaffen.

Selbst-Coaching

Mit welchen Menschen kann ich wirklich gut über alles reden? Wie oft treffe ich sie und teile meine Gedanken? Sind meine Gedanken konstruktiv oder destruktiv? Was würde ich mit wem jetzt am liebsten unternehmen?

Gedanken & Notizen

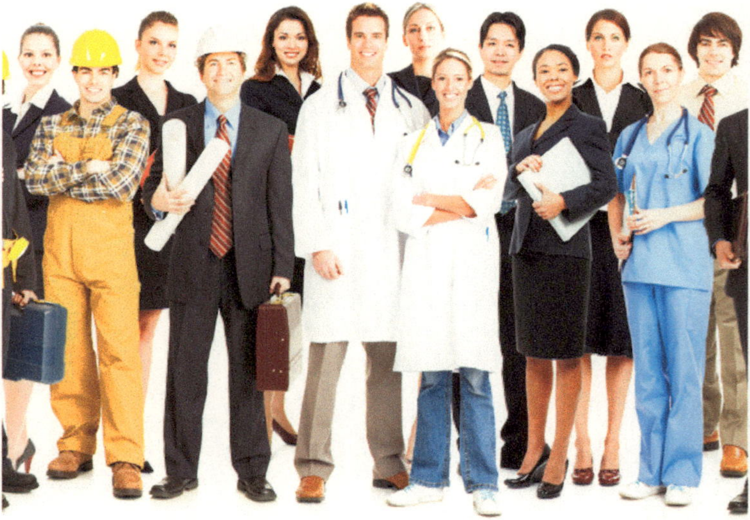

So wird uns immer mehr bewusst …

16. Wunder: Arbeit

Was ist Arbeit?
Ein notwendiges Übel? Eine Pflicht? Eine Freude? Eine Berufung? Darüber gilt es, sich Gedanken zu machen!
Wenn uns unsere Arbeit „krank" macht, so muss das korrigiert werden. Gesundheit können wir nun einmal nicht kaufen. Entweder wird der krankmachende Teil verändert oder die Arbeitseinstellung dazu. Wir sammeln Arbeitserfahrungen, bis wir unseren Beruf und hoffentlich auch unsere Berufung gefunden haben! Bis dahin heißt es suchen – suchen – suchen! Nicht resignieren!

Arbeit ist für uns ein pädagogischer Entdeckungsprozess. Er hilft uns, uns selbst zu erkennen, unseren Unmut, unsere Ungeduld und Ängste, aber auch unsere Freude, Hilfsbereitschaft u.a. Wir erkennen, wie wir wirklich sind! Und dann heißt es, ehrlich zu sich selbst zu sein! Wir arbeiten nicht, um Geld zu verdienen. Wir arbeiten in Wahrheit, um uns in der Welt zu ver-wirk-lichen (zu wirken). Das Geld dient ebenso unserem Ausdruck und kommt am leichtesten dann, wenn die Arbeit für uns Sinn macht.

Verordnung/Empfehlung:

- Überprüfung Arbeitsumfeld: Wie kann ich innerhalb meines Tätigkeitsbereiches für mich sinnvoll agieren?
- Die eigene Berufung finden und sich auf den Weg machen, sie beruflich umzusetzen.

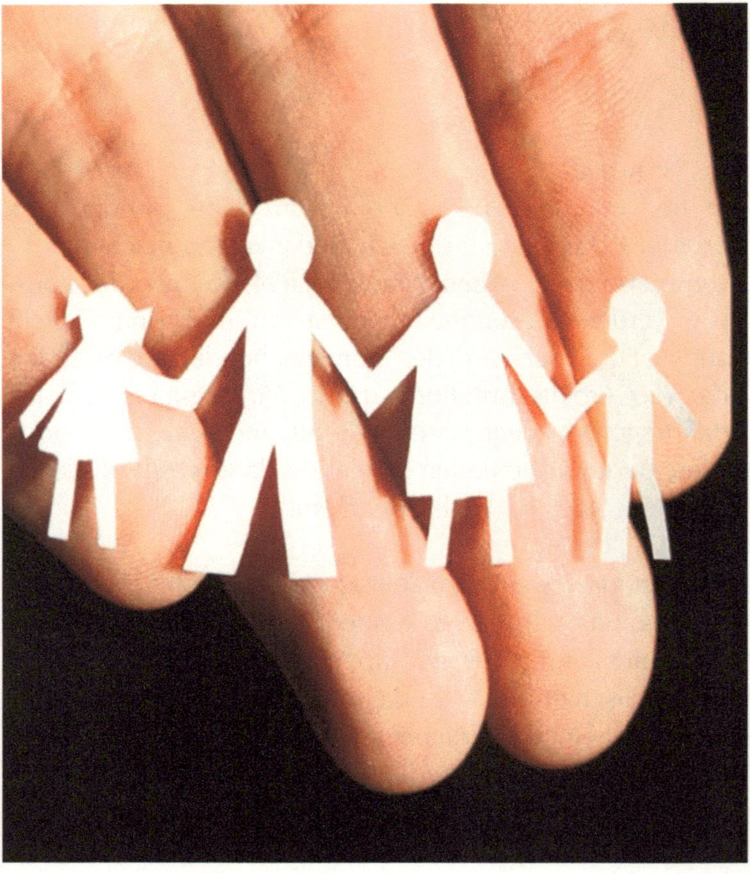

... dass alles in unserem Leben ein Ganzes ist.

17. Wunder: Familie

Familie – unsere gegebene oder eine geschaffene – ist im Idealfall ein Stärkungsfaktor – doch leider in der Realität auch oft ein Schwächungsfaktor. Nämlich dann, wenn es ungelöste Konflikte gibt. Ob wir wollen oder nicht, ob wir bleiben oder in die Ferne reisen – wir nehmen diese Konflikte überallhin mit. Und das bindet unsere Energie, sodass wir den Eindruck haben, zuwenig davon zur Verfügung zu haben.
Wenn wir jedoch diese Konflikte lösen, wird eine Menge Energie frei und wir fühlen uns sofort stärker.

Wie man diese Konflikte lösen kann? Entweder mit Mut auf direktem Wege, oder Briefe schreiben (die gar nicht abgeschickt werden müssen), oder indirekt in systemischen Coachings oder mit kunsttherapeutischer Hilfe.

Verordnung/Empfehlung:

- Spurensuche: Wo gibt es alte/neue Familienkonflikte?
- Konflikte konstruktiv bearbeiten.
- Toleranz mit anderen üben, Verstehen lernen.
- Perspektiven wechseln.
- Termin bei Coach oder Familien-Therapeuten.

Selbst-Coaching

Wie bringe ich Arbeit und Familie unter einen Hut? Was ist mir hier wichtig? Was kostet mich am meisten Energie? Und was fehlt mir?

Gedanken & Notizen

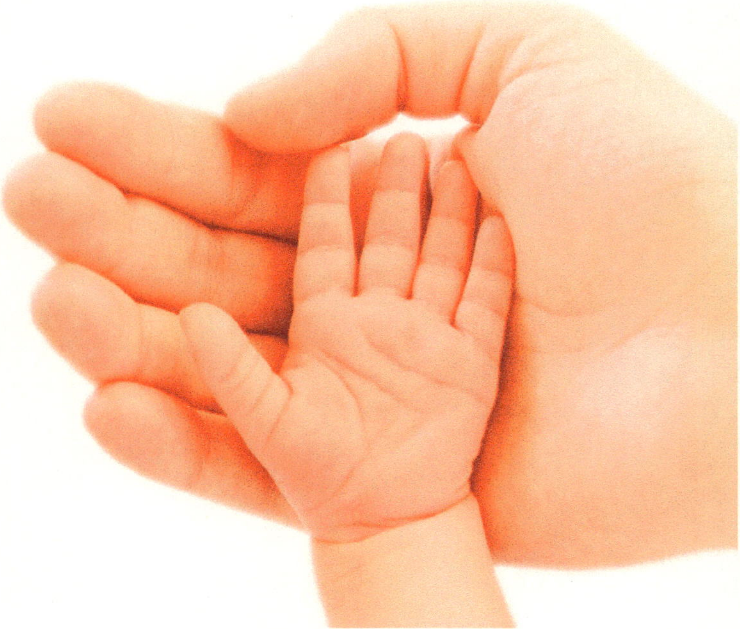

Wir wachsen an Zwischenräumen ...

18. Wunder: Körperkontakt

Babys wachsen nicht ohne Körperkontakt. Wir alle brauchen ein gewisses Mindestmaß an Streicheleinheiten. Eltern tauschen sie mit ihren Kindern aus, Partner (abgesehen von sexuellen Aktivitäten, die nicht immer Streicheleinheiten geben) untereinander, Menschen mit Haustieren tauschen sich mit diesen aus und Therapien, wie Massagen und andere Körpertherapien, können sie ersetzen.

Wir leben in einer Zeit, wo Körperkontakt sehr gering gehalten wird. Dabei wären wir in Wahrheit erfreut über eine herzliche Umarmung, ein liebevolles über den Kopf streichen etc. Auch ein Sich-Verwöhnen-Lassen bei einem Heilmasseur gibt uns Geborgenheitsgefühle.
Wo auch immer wir uns unsere Streicheleinheiten holen, das Wichtigste ist, dass sie uns ohne Druck, ohne Erwartung und ohne Forderung gegeben werden.

Verordnung/Empfehlung:

- Überprüfen: Wo, wann, wie erhalte ich Körperkontakt?
- Mit Partner Bedürfnisse klären.
- Katze oder Hund anschaffen.
- Termin bei Heilmasseur/in, Friseur/in, Kosmetikerin, Shiatsu- oder anderen Therapeuten vereinbaren.

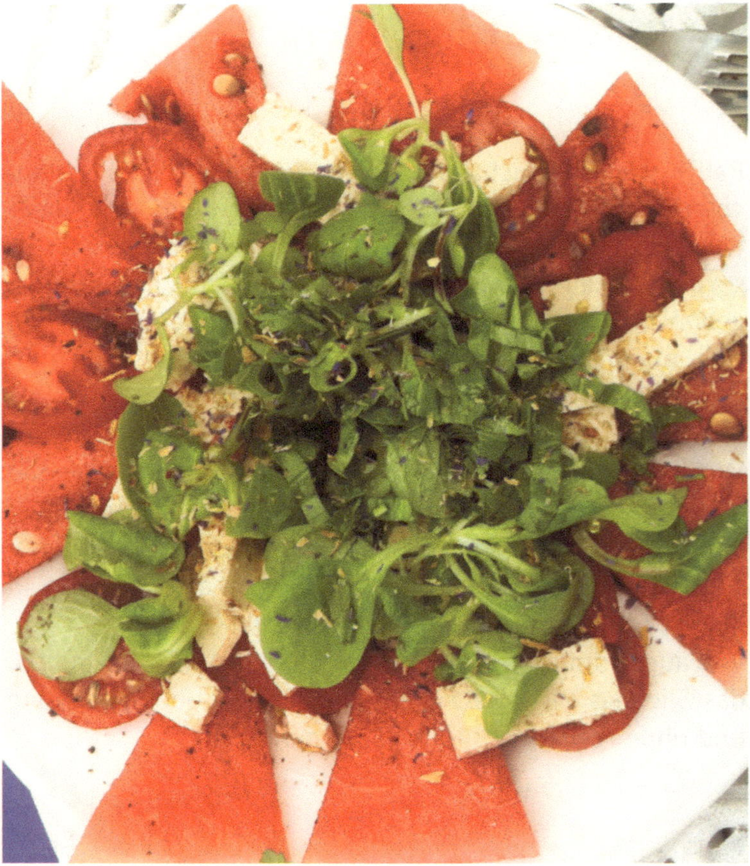

... zwischen Außen und Innen ...

19. Wunder: Ernährung

Wie man in der Chinesischen Medizin seit über 5000 Jahren weiß, sind Lebensmittel nicht nur füllender Zellstoff mit ein paar Vitaminen, die man eben so braucht – sondern von Mutter Natur ganz ausgeklügelte Substanzen. Diese können uns einerseits heilen, wenn wir sie richtig einsetzen, aber auch krank machen, wenn wir sie falsch einsetzen. Daher führen Diäten, die alle Menschen über einen Kamm scheren, zu keinem nachhaltigen Erfolg.
Lebensmittel haben ganz bestimmte Wirkungen und je nach Ernährungstyp tun sie uns gut oder weniger gut. Ernährungsberatung muss daher individuell gestaltet werden! Dann werden „einfache“ Lebensmittel zu Arzneien für Gesundheit und Schönheit!
Auch das Schmecken spielt eine maßgebende Rolle! Lernen Sie wieder, Ihren Geschmackssinn zu gebrauchen und genießen Sie langsam und in Ruhe.

Verordnung/Empfehlung:

- In Ruhe mit wirklichem Genuss essen!
- Kein TV, hektisches Radio, Streitgespräch beim Essen!
- Natürliche, frische, hochwertige Nahrung besorgen.
- In Stressphasen natürliche(!) hochwertige Nahrungsergänzungen einnehmen.
- Ernährungsplan nach anthroposophischen, TEM- oder nach westlich abgestimmten TCM-Richtlinien aufstellen.

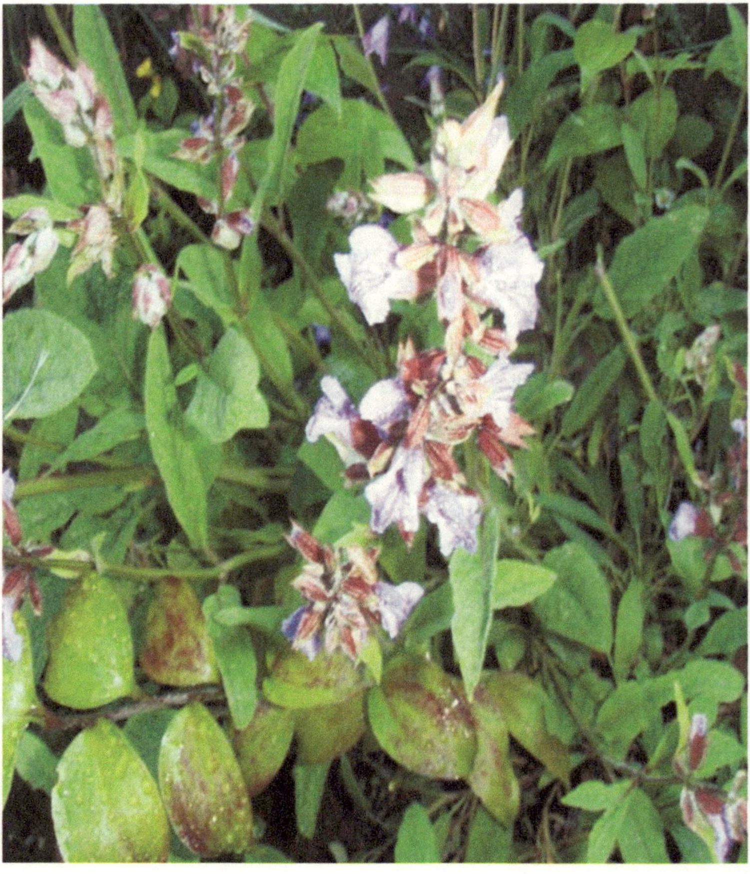

... zwischen Mensch und Umwelt ...

20. *Wunder:* Kräuter & Pflanzen

Pflanzen sind Wunderwerke der Natur. Und sie sind keinesfalls so gefühllos, wie manche glauben. Mit seinem Buch „Das geheime Leben der Pflanzen" stellte Tomkins so manches Weltbild auf den Kopf. Pflanzen fühlen, Pflanzen „sehen", was in ihrer Umgebung passiert. Sie sind mit ihrem Besitzer verbunden, ähnlich wie es Haustiere sind. Sie freuen sich und haben Angst. Spätestens nach dieser Lektüre lächeln Sie nicht mehr über die Großmutter, die mit ihren Schößlingen redet!
Abgesehen davon haben Pflanzen unglaubliche Heilkräfte. Viele Kräuterherren und -damen gaben das schon kund.
Auch in der **Aromatherapie** werden diese Wirkungen mit 1000-facher Verstärkung eingesetzt. Hier wird oft achtlos mit einem Tropfen wertvollstem Öl umgegangen, nicht wissend, dass tausende Blüten oder Blätter einer Pflanze und ein aufwendiges Verfahren dafür nötig waren.
Blüten-Therapien, wie z.B. die Bachblütentherapie, setzen auf seelischer Ebene an und können so psychosomatische Beschwerden lindern.

Verordnung/Empfehlung:

- Aromaöle schnuppern.
- Bachblüten-Therapeuten aufsuchen.
- Kräuterbücher studieren.
- Termin bei naturheilkundigem Arzt oder Therapeuten.
- „Kräuterhexen" fragen ;-)

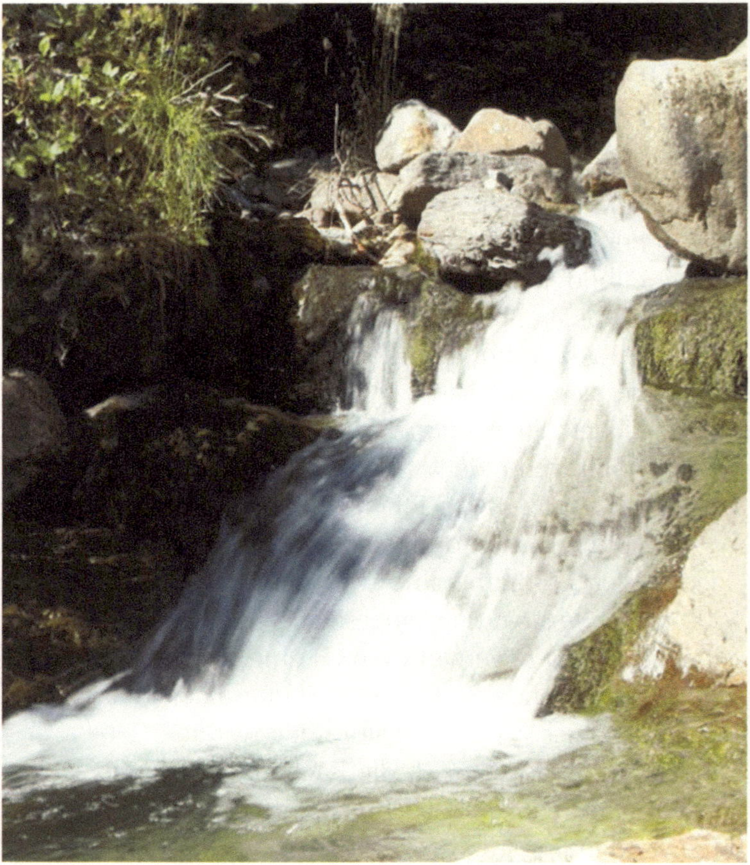

... zwischen Starre und Fließen ...

21. Wunder: Wasser

Wasser hat in der letzten Zeit für einige Überraschungen gesorgt. Schon Hippokrates wusste, dass unsere Gefühle die „Säfte" im Körper verändern, wir uns also damit „beeinflussen". Und Masaru Emoto, wie auch schon Schauberger und Lauterwasser vor ihm, erregte mit seinen Wasser-Experimenten ziemliches Aufsehen.

Schon von Alters her war Heilwasser begehrt und wurde für vielerlei Leiden herangezogen. Und heute erleben Heilquellen erneut einen Aufschwung, der Menschen so manche Kofferräume mit Wasserflaschen füllen lässt.

Wir sollten dem Wasser wieder mehr Beachtung schenken. Denn es ist ein Teil von uns, wir bestehen zu ca. 70 % aus Wasser. Und welches Wasser (oder sonstige Getränke) wir unserem Körper einflößen bzw. womit (Gedanken, Gefühle) wir unser Körperwasser „informieren", hat eben seine Auswirkung!

Verordnung/Empfehlung:

- Täglich auf nüchternen Magen 1 Glas warmes Wasser zur Entgiftung trinken.
- Zu Heilquellen pilgern, Wasser mitnehmen.
- Zu Hause Wasseraufbereitung vornehmen.
- Mehr Wasser, weniger „Supermarkt-Getränke" trinken!

Selbst-Coaching

Welchen Körperkontakt brauche ich und welcher ist eher energieraubend?
Mit meiner Nahrung gehe ich die intimste Verbindung ein, die es gibt. Ich nehme sie in mich auf. Wie gehe ich mit dieser Beziehung um? Was esse ich und wie esse ich? Welche Kräuter könnten mir gut tun? Bin ich mir bewusst, welchen Stellenwert Wasser für mein Leben hat und nütze ich dieses wertvolle Gut für meine Gesundheit?

Gedanken & Notizen

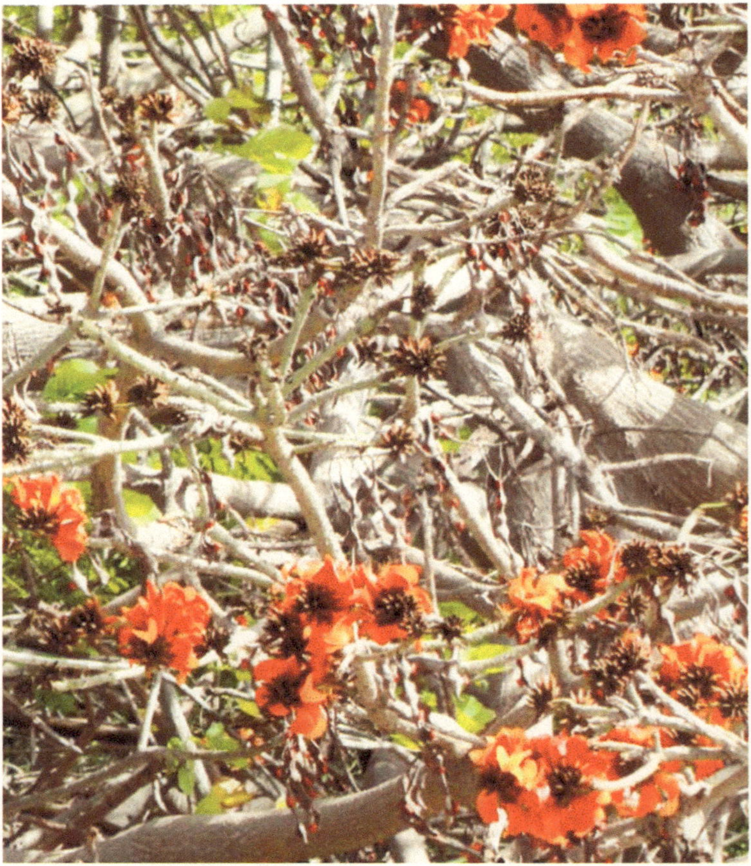

... zwischen ICH und DU.

22. *Wunder:* Herzpulskohärenz

Sie werden es nicht glauben, aber wir haben – nach heutigem Wissensstand – 5 Gehirne in uns: Unseren Neokortex für analytische, aber auch synthetische Intelligenz, unser Mammalia-Gehirn für emotionale und biologische Funktionen, das Reptiliengehirn für die Grundfunktionen unseres Überlebens, unser „Darm-Gehirn" für unsere Bauchentscheidungen und unser „Herz-Gehirn" für seelische Aspekte! Stimmen diese Gehirne nicht überein, dann haben wir – einfach ausgedrückt – Chaos und Stress in uns. Messbar in unserer Herzfrequenz, die dann alles andere als harmonisch ist. Disharmonien kosten unserem System Energie und setzen Alterungsprozesse in Gang. Das Immunsystem wird dadurch immer schwächer.
Mit Herzpulskohärenztraining reguliert sich der Blutdruck sofort, Schlaflosigkeit und Stress werden reduziert, Jugendhormone werden ausgeschüttet, Immunglobuline steigen (in Studien nachgewiesen).

Verordnung/Empfehlung:

- Kohärenztraining-Anleitung:
  1) Aufmerksamkeit nach innen richten,
  2) durch das Herz atmen,
  3) Wärme, Ausdehnung und Dankbarkeit in der Brust fühlen,
  4) Erinnerung an ein angenehmes Erlebnis/Gefühl.
- „Was spürst Du in Deinem Herzen?"

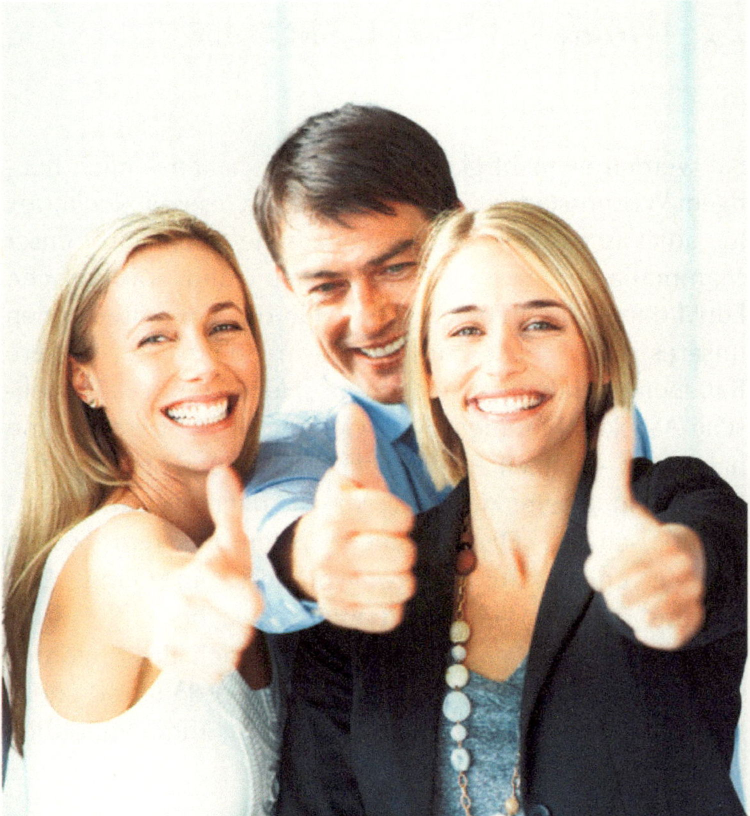

Unser Weltbild ist unser Selbstbild ...

23. Wunder: Optimismus

Es scheint ein Geschenk der Evolution zu sein. Indem wir die Welt mit Zuversicht betrachten, verändert sie sich tatsächlich. Sie glauben es nicht? Zu welcher Gruppe gehören Sie? Optimist oder Pessimist? Zumeist zählen sich die Pessimisten zu den Realisten, und doch sind es die Optimisten, die zum Forschungsfeld der positiven Psychologie und der Glücksforschung gehören. Denn manches ist im Leben eben erstrebenswerter als anderes.

Drei Parameter sind entscheidend, eine negative Situation in einem positiven Aspekt zu sehen (Resilienz):
• Verstehbarkeit • Sinnhaftigkeit • Handhabbarkeit.
Können wir 3x mit „Ja" antworten, haben wir große Chancen, aus noch so schlimmen Krisen tatsächlich erstarkt hervorzugehen.
Ohne Zuversicht gäbe es kein Aufstehen am Morgen, keinen Aufbruch ins Ungewisse, keinen Aufschwung, keine Innovation, kein Neues in der Welt. Die Frage ist jedoch jeden Tag an jeden von uns: „Was hindert mich daran?"

Verordnung/Empfehlung:

- Wo in meinem Leben bin ich pessimistisch?
- Krisen erkennen und optimistisch betrachten.
- Resilienztraining.

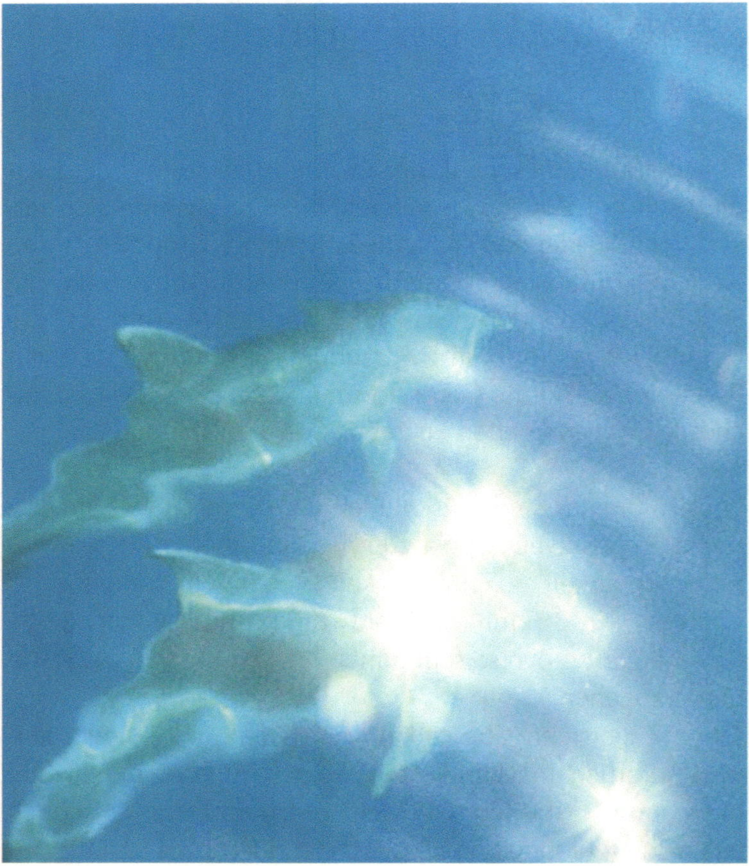

... das es immer wieder zu prüfen ...

24. Wunder: Psychohygiene

So wie wir unseren Körper vor äußeren Viren und Keimen schützen, müssen wir das auch für unsere Psyche tun!
Da anerkannterweise mind. 80 % aller Krankheiten psychische Ursachen haben, wäre die Wichtigkeit einer psychischen Hygiene noch höher einzustufen, als die einer körperlichen! Wachen Sie daher streng über alles, was Sie über Ihre Sinne (bewusst & unbewusst) aufnehmen! Das gilt vorallem für Fernseher, Radio, Zeitungen aber auch für Freunde, Arbeit etc. Führen Sie Buch darüber, was Ihnen tagtäglich so unter die Augen, Ohren und Nase kommt. Auch energetischer Austausch ist wesentlich. Manche Dinge stressen uns, ohne dass wir es merken!
Wir wissen, dass alle unsere Erlebnisse in jeder Zelle unseres Körpers gespeichert werden. Und wir wissen, dass ca. 12 Billionen Reize / Sekunde / Zelle aufgenommen werden! Vom Mobilfunk bis zur menschlichen Gesellschaft ist da alles enthalten. Sie können sich also vorstellen, wie viel „Müll" wir mit uns herumschleppen – daher sollten wir psychischen Hausputz machen, uns reinigen und schützen! Regelmäßig!

Verordnung/Empfehlung:

- Tägliches Protokoll über psychische „Nahrung" führen.
- Vermeidung jeglicher Informationsüberflutung.
- Aufspüren von „Energieräubern" (ev. mit Coach).
- sich öfter an einem stillen (Natur-)Ort reinigen!

Selbst-Coaching

Was spüre ich in meinem Herzen? Was teilt es mir mit?
Was lässt es frei werden? Und was eng?
Wie schütze ich es, halte es rein und was kann es stark machen?

Gedanken & Notizen

Zeichnen Sie Ihr Herz auf, wie Sie es jetzt spüren:

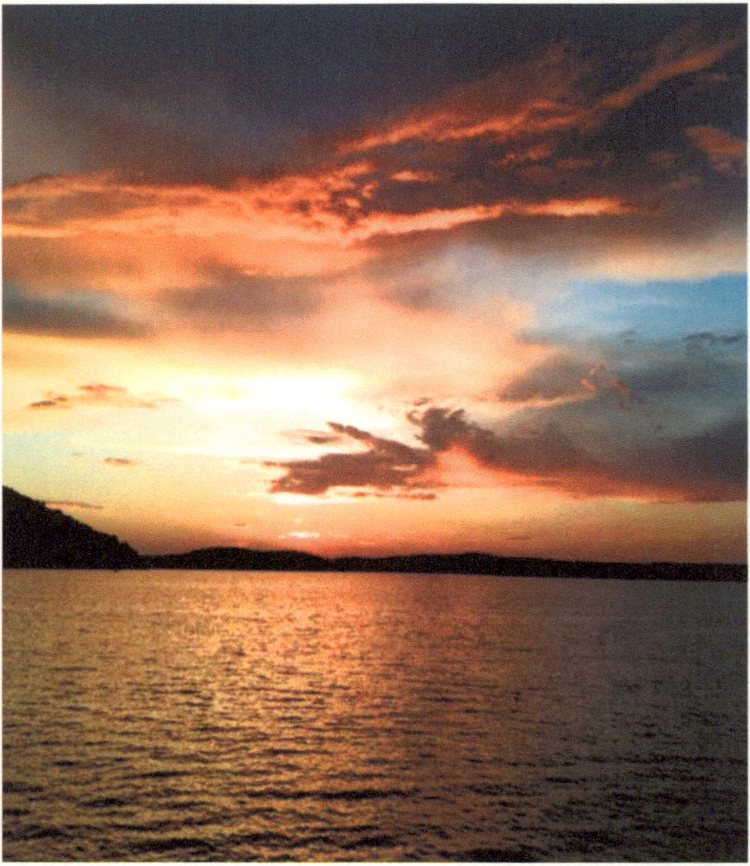

... immer wieder zu hinterfragen ...

25. *Wunder:* „Schöpfer" sein

Maslow hat es schön ausgedrückt:
„Der beste Weg, ein besserer Diener der anderen zu werden, besteht darin, selbst ein besserer Mensch zu werden. Aber um ein besserer Mensch zu werden, ist es nötig, anderen zu dienen. Darum ist es möglich und sogar unabdingbar, beides zugleich zu tun!"

Wir sollten uns viel mehr ohne materiellen Vorteil für etwas einsetzen und für eine Sache, für ein Ideal leben. Das erhält uns gesünder und jung! Dadurch geben wir uns selbst und somit ist es Selbstverwirklichung durch Dienen am anderen!

Aristoteles sprach von „Entelechie" = Verwirklichung der angelegten Möglichkeiten. Jung nannte es den „Prozess der Individuation" und Maslow die „Aktualisierung des Selbst".

Verordnung/Empfehlung:
- Wege der Selbstverwirklichung finden.
- Ethische Ideale wieder aufleben lassen!
- Philosophisches (Selbst)Studium.
- Statt Opfer, statt Täter —> Schöpfer sein!

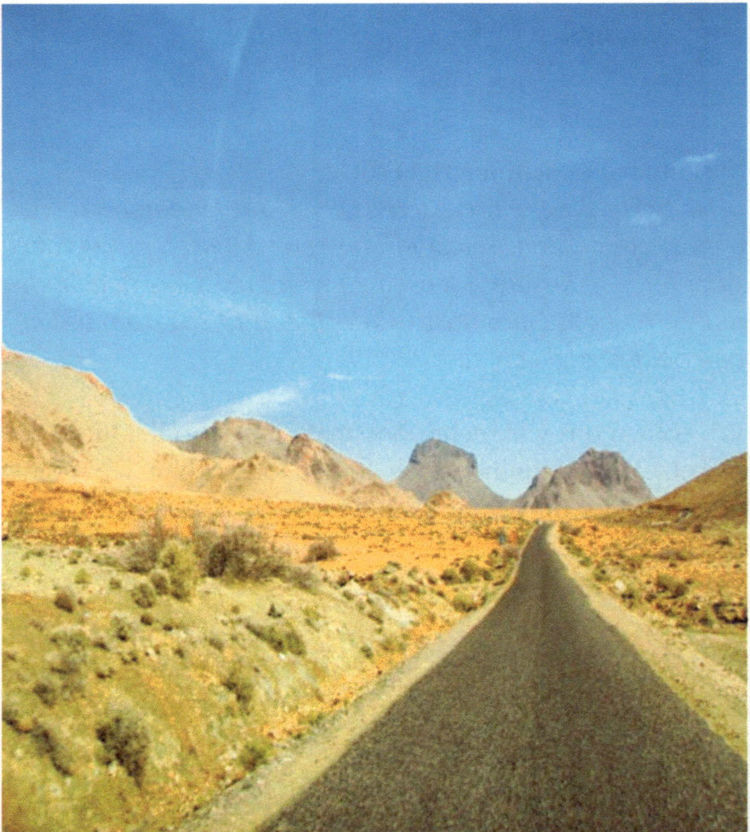

... und immer wieder neu zu definieren gilt!

26. *Wunder:* Biografie

Irgendwann gibt es einen Punkt im Leben, an dem man sich fragt, wozu das Ganze gut war, was man daraus nun lernen soll, an dem man einen Überblick möchte. Jetzt ist Biografiearbeit vonnöten.

Der Überblick über bisherige Erlebnisse – Erkenntnisse, die wir vielleicht jetzt erst daraus ziehen können – ein roter Faden, der sichtbar wird – hilft uns, unser Leben besser zu verstehen, einen Sinn zu finden und diesen Sinn in zukünftigen Entscheidungen einzubinden.

Der klassische Zeitpunkt für diese Arbeit ist die Lebenshälfte, das Alter zwischen 40 und 45 Jahren, wenn man Resumée zieht und sich neu ausrichtet; aber auch jedes Alter danach.

Verordnung/Empfehlung:

- Biografie-Arbeit selbst oder mit Therapeuten.
- Die eigene Biografie schreiben ...
  und umschreiben ... ;-)

Selbst-Coaching

Ich gestalte mein Leben. Wie ist es bisher gelaufen?
Wo waren die Höhen und wo die Tiefen?
Was machte mich stärker?

Gedanken & Notizen

Zeichnen Sie Ihre Biografie als Linie auf und markieren Sie die Höhen und Tiefen: (Querformat – mehrere Ebenen)

* Jetzt

* Geburt

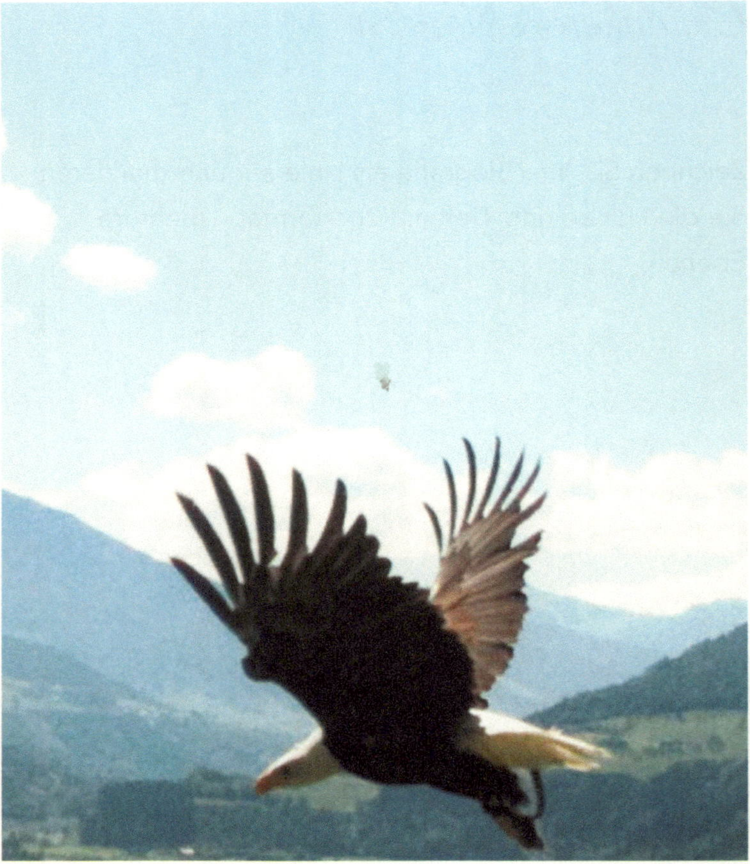

Eine Lebensvision ist unser höchstes Ziel ...

27. *Wunder:* Vision

So, wie wir versuchen, negative Gedanken zu filtern, sollen wir positive verstärken. Was immer wir für ein Problem haben, wir sollten nicht den Fokus auf das Problem legen, sondern dessen Lösung vor unserem geistigen Auge entstehen lassen. Und das in allen Einzelheiten.

Wenn wir also an einer Krankheit leiden, visionieren wir uns als gesunden, vitalen Menschen. Wenn wir einen Konflikt haben, visionieren wir, wie es sein wird, diesen Konflikt gelöst zu haben und welche Folgen das nach sich ziehen wird (manchmal kommen wir dahinter, dass wir das gar nicht unbedingt so sehr wollen).

Eine Vision half vielen Menschen, in Krisen durchzuhalten und ein neues Leben zu beginnen.
Erschaffen Sie mit Ihren Visionen Ihr zukünftiges Leben!

Verordnung/Empfehlung:

- Visionsarbeit, täglich, schriftlich
  mit Freunden, Coach, Therapeuten oder alleine.
- Visionssuche in der Natur.

Selbst-Coaching

Welche Visionen hatte ich in meiner Jugend? Welche habe ich jetzt? Wann kommt bei mir plötzlich Kraft und Freude, wenn ich daran denke?

Gedanken & Notizen

Sie können eine Visions-Collage zeichnen oder kleben, oder einfach schreiben:

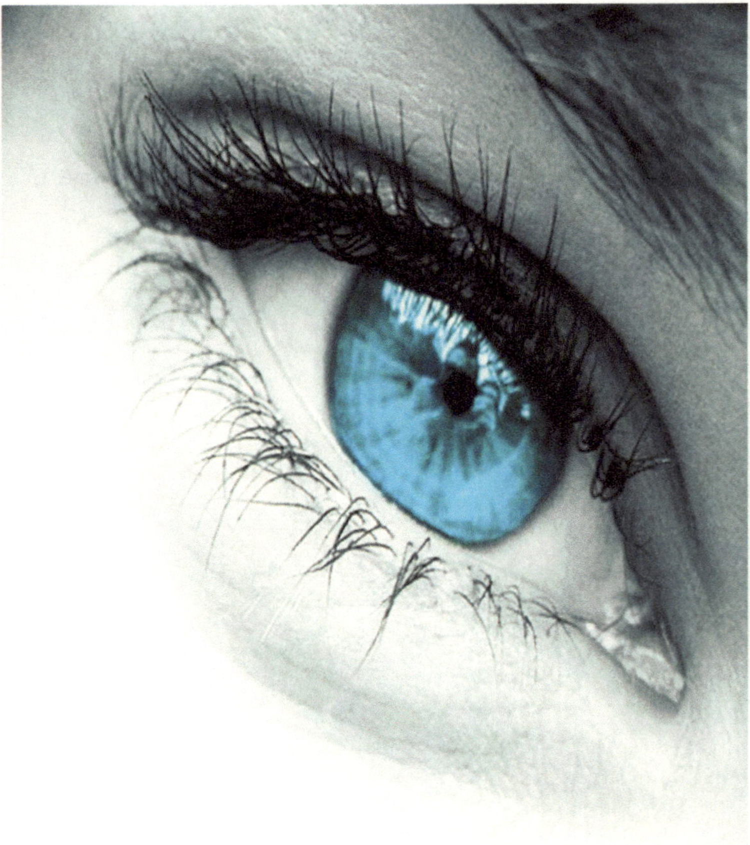

... das wir erst im Laufe eines Lebens ergründen ...

28. *Wunder:* Forschen

So, wie wir unsere eigene Biografie erforschen, ist es auch sinnvoll, die „Biografie der gesamten Menschheit" zu erforschen. Wir erhalten viele Querverbindungen zu vielen Bereichen, können Unerklärliches plötzlich erklären, finden Zusammenhänge zwischen den Dingen und letztendlich auch zwischen uns und der Welt. Ein spannendes Abenteuer, das so manches relativiert und uns unseren Platz im Leben zeigen kann, was wiederum heilend auf uns wirkt.

Damit ist nicht nur die klassische Historie gemeint, sondern auch geistige, spirituelle Lehren über die Menschheit generell. Was bedeutet es, „Mensch" zu sein? Welche philosophischen Lehren gibt es? Wo trifft sich materielle Wissenschaft mit Geisteswissenschaft?

Verordnung/Empfehlung:

- Bücher, Vorlesungen, Vorträge zu interessanten Themen, die gesamte Menschheit betreffend.
- Die kürzeste Reise zu sich selbst geht 1x um die Welt!
- Welterkenntnis ist Selbsterkenntnis – und umgekehrt ;-)

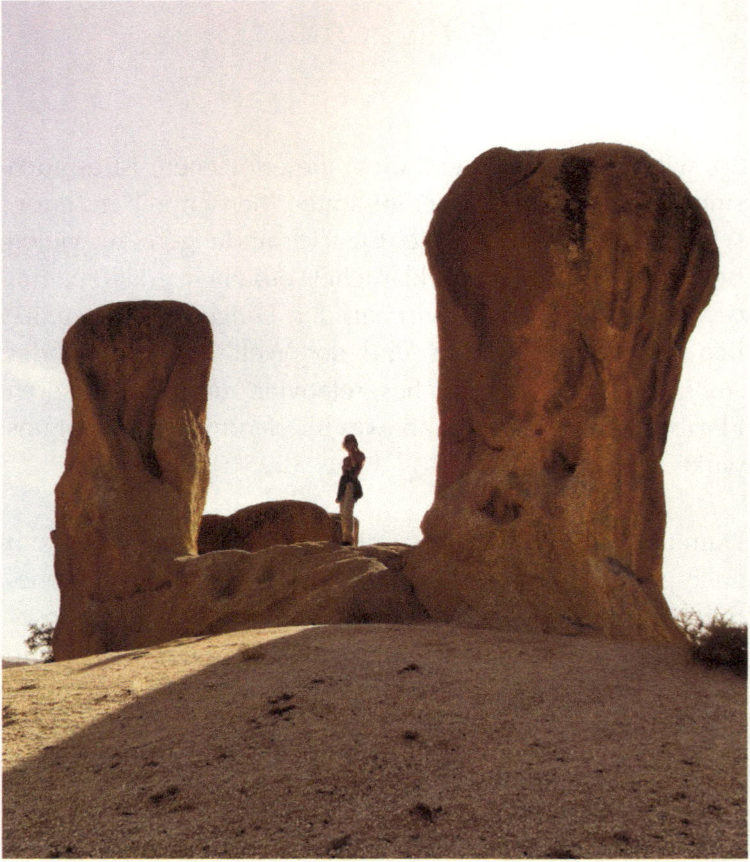

... und in seiner Tiefe erfassen lernen ...

29. Wunder: Sinn

„Ob jemand seine Handlungen nach seinem Sinnverständnis, nach seinem besten Wissen und Gewissen richtet, das ist seine Ge-sinn-ung." (Max Lüscher)

Die Frage nach SINN macht die gesamte geistige Ausrichtung im Leben aus – die Orientierung, um das Richtige im Alltag tun zu können, um sich trotz aller Schwierigkeiten wohl fühlen zu können, um aus einer Freude heraus zu leben!
In meiner bisherigen Beratungspraxis konnte ich aus vielen Gesprächen, aber auch aus philosophischen Studien schließen, dass die Frage nach Sinn die dringlichste aller Fragen ist. Das, was wir als Sinn unseres persönlichen Lebens sehen, das wird zur Ausrichtung, nach der wir unser Leben und unser Schicksal gestalten.
Nun gibt es sicher nicht eine „absolute" Sinnhaftigkeit. Sondern es gibt unzählig viele sinnvolle Möglichkeiten und jede einzelne ist der Weg eines Menschen.
Und um diesen Weg geht es.

Verordnung/Empfehlung:

- Auf Sinnsuche gehen:
  Wo liegt der Sinn in meiner Situation?
  Was hat das Leben generell für einen Sinn?
- „Von der Sinnlichkeit zum Sinn".
- Alles hat einen Sinn!

Selbst-Coaching

Wir brauchen einen Sinn in unserem Leben – eine Richtung, die uns Orientierung gibt. Je nach Weltbild kann das sehr banal oder sehr komplex sein. Die Selbsterforschung ist Voraussetzung für die eigene Entwicklung, denn nur, wenn wir uns selbst verstehen, können wir andere verstehen.

Was gibt mir Sinn im Leben?

Wo fehlt mir Orientierung?

Gedanken & Notizen

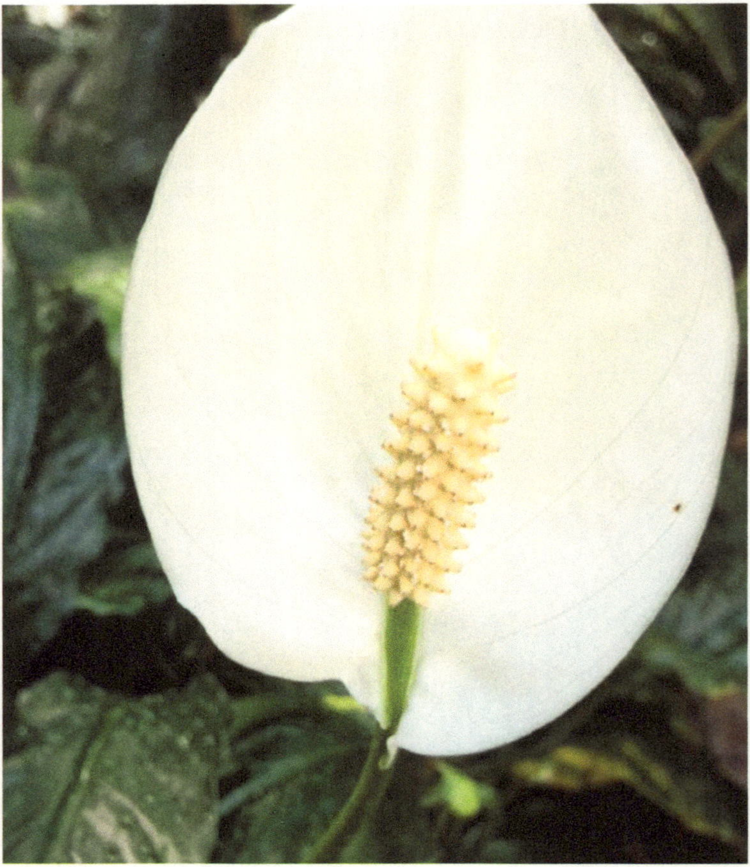

... um erfahren zu dürfen, was Glück bedeutet.

30. Wunder: Liebe

Ein Mysterium. Die Palette geht von körperlicher Liebe bis zur Menschen- und Weltenliebe.
Uns heilt nicht (nur) die Liebe, die wir erhalten, sondern vor allem die Liebe, die wir geben! Und damit ist eine Art von Liebe gemeint, die wir gerne, ohne Erwartung auf Gegenleistung, geben.
Durch unser aktives „Lieben" harmonisieren wir so gut wie alle unsere körperlichen Funktionen. Es kommt daher nicht so sehr darauf an, wer u n s liebt. Sondern vielmehr darauf, wen w i r lieben können!!
Liebe gilt bei manchen Völkern als das 5. Element, die höchste aller Gaben. Es ist mehr als ein Gefühl. Betrachtet uns ein Mensch liebevoll, zeigen wir das Beste, das in uns steckt. Genauso wirkt es von uns auf andere – also, wenn wir unsere Umwelt von ihrer besten Seite sehen wollen, müssen wir sie mit liebevollen Augen betrachten!

Verordnung/Empfehlung:

- Sehen Sie die Liebe mit anderen Augen!
- Lieben Sie soviele und sovieles, wie Sie können!
  Lieben Sie Ihre Familie, Ihre Tiere, Ihre Pflanzen, Ihr Haus, Ihre Wohnung, Ihre Arbeit etc. Gestalten Sie Ihre Umwelt so (um), dass Sie sie lieben können! Oder vielleicht verändert sie sich von selbst, wenn Sie sie lieben.
- Machen Sie Ihr Herz ganz weit!
- Und vor allem: Lieben Sie sich selbst so wie Sie sind!

Selbst-Coaching

Was bedeutet Liebe für mich? – Dass meine Bedürfnisse erfüllt werden (also eher auf einer egoistisch-nehmenden Ebene) oder ist Liebe für mich ein „Schenken“, ein „Geben“? Wo sehe ich mehr Potenzial für meine Entwicklung?

Gedanken & Notizen

Wo nehme ich?

Wo gebe ich?

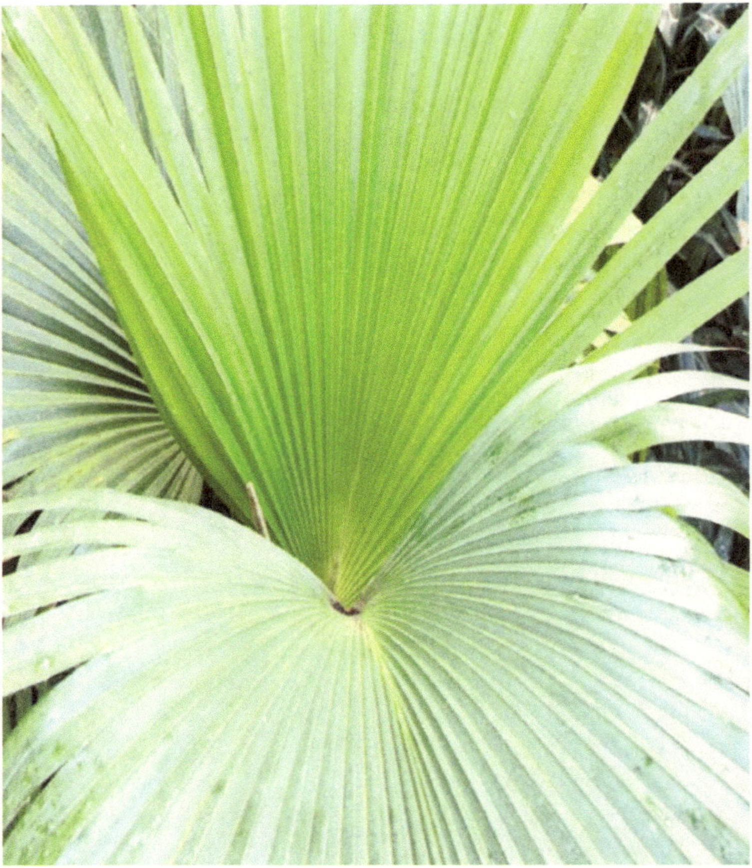

So wagen wir den nächsten Schritt ...

... und gesunden.

Gesundheits-Vertrag

Schließen Sie jetzt diesen *Vertrag mit Ihrer Gesundheit* ab:

Ich, ..., verpflichte mich hiermit, mich um meine Gesundheit zu kümmern, sie zu pflegen und zu erhalten nach bestem Wissen und Gewissen. Ich vermeide alles, was ihr schaden könnte und wache über ihr Gedeihen in guten wie in schlechten Zeiten, bis dass der Tod uns scheidet.

Zuwiderhandeln wird mit Krankheit bestraft.

Ort.............Datum............... Unterschrift.........................

Eigentlich müssten Sie ohne Zögern unterschreiben – haben Sie gezögert? Was hat Sie zurück gehalten? Und schon sind Sie Ihrem inneren „Schweinehund" bzw. Ihren Schatten auf der Spur ... Verfolgen Sie ihn weiter, sonst entwischt er Ihnen!

Drucken Sie diese Seite aus und hängen Sie sie an einen Ort, den Sie oft aufsuchen.

Gesundheits-Test

Testen Sie, welche Symptome für Sie zutreffen:
Wenn Sie JA ankreuzen – brauchen Sie ein Wunder! Markieren Sie es dann im rechten Kästchen. Suchen Sie sich 3 Wunder heraus und setzen Sie sie noch diese Woche um!

Ich war seit 2 Wochen nicht aktiv an der frischen Luft, fühle mich müde und lustlos.
nein ❑ ein wenig ❑ ja ❑ ➪ wunder 1 – sonne ❑
Meine Nahrung ist sehr oft Tiefkühlkost, Käse und Fleisch, Gasthausküche und Aufgewärmtes (keine lichtvolle Nahrung).
nein ❑ ein wenig ❑ ja ❑ ➪ wunder 1 – licht ❑
Ich bewege mich körperlich sehr selten und habe meine Routine jeden Tag, ohne mich (für etwas) zu erwärmen.
nein ❑ ein wenig ❑ ja ❑ ➪ wunder 2 – wärme ❑
Ich habe in manchen Bereichen resigniert, fühle mich vielleicht sogar deprimiert. Ich erkälte mich oft.
nein ❑ ein wenig ❑ ja ❑ ➪ wunder 2 – wärme ❑
Meine Wohnung und/oder mein Büro ist sehr farblos eingerichtet. Es überwiegen Grau-, Braun-, gedämpfte Töne.
nein ❑ ein wenig ❑ ja ❑ ➪ wunder 3 – farben ❑
Ich fahre auch kurze Strecken automatisch mit dem Auto. Ich habe weder Hund noch Partner für Spaziergänge.
nein ❑ ein wenig ❑ ja ❑ ➪ wunder 4 – bewegung ❑
Es ist schon lange her, dass ich wieder mal so richtig fest und innig gelacht habe und kaum aufhören konnte.
nein ❑ ein wenig ❑ ja ❑ ➪ wunder 5 – lachen ❑

Mein Atem geht so flach, dass ich ihn nur bemerke, wenn ich außer Atem bin, was relativ schnell der Fall ist.
nein ❑ ein wenig ❑ ja ❑ ➪ wunder 6 – atem ❑

Ich gehe so gut wie nie in die freie Natur. Höchstens im Urlaub und da hauptsächlich im Hotelgelände.
nein ❑ ein wenig ❑ ja ❑ ➪ wunder 7 – natur ❑

Ich liebe das Meer und wäre gern öfter dort. Ich möchte den Wind und das Salz auf meiner Haut spüren.
nein ❑ ein wenig ❑ ja ❑ ➪ wunder 8 – meer ❑

Ich habe meinen eigenen Rhythmus verloren. Ich brauche Abstand.
nein ❑ ein wenig ❑ ja ❑ ➪ wunder 8 – meer ❑

Ich muss jeden Tag früh bei Dunkelheit aufstehen.
nein ❑ ein wenig ❑ ja ❑ ➪ wunder 9 – morgendämmerung ❑

Ich fühle mich verspannt, gehemmt, verklemmt.
nein ❑ ein wenig ❑ ja ❑ ➪ wunder 10 – musik ❑

Ich habe Schmerzen, Rückenprobleme, Gelenksprobleme.
nein ❑ ein wenig ❑ ja ❑ ➪ wunder 11 – klang ❑

Ich fühle mich gestresst, ausgebrannt, vielleicht sogar ein Burn-Out?
nein ❑ ein wenig ❑ ja ❑ ➪ wunder 11 – klang ❑

Ich möchte mein Umfeld harmonischer gestalten. Ich möchte mich aufladen durch schöne Dinge.
nein ❑ ein wenig ❑ ja ❑ ➪ wunder 12 – kunst ❑

Ich wage mich nicht immer auszudrücken, wie ich es gerne würde. Ich habe Gefühle, Empfindungen, Erlebnisse in mir, die ich gerne loswerden möchte. Ich möchte meine Ressourcen freilegen.

nein ❑ ein wenig ❑ ja ❑ ➪ wunder 12 – kunst ❑

Etwas lastet auf meiner Seele, das ich gerne loswerden würde, ich muss etwas klären, und drehe mich immer im Kreis.

nein ❑ ein wenig ❑ ja ❑ ➪ wunder 13 – gespräche ❑

Ich bemerke, dass ich oft negativ über andere oder über Pläne, Vorhaben, Wünsche etc. denke und sogar spreche.

nein ❑ ein wenig ❑ ja ❑ ➪ wunder 14 – gedanken ❑

Ich fühle mich oft allein oder unverstanden. Mir fehlt der richtige Austausch mit Gleichgesinnten.

nein ❑ ein wenig ❑ ja ❑ ➪ wunder 15 – geselligkeit❑

Ich bin mit meiner Arbeit nicht glücklich. Ich möchte etwas verändern, sehe aber noch keinen Weg.

nein ❑ ein wenig ❑ ja ❑ ➪ wunder 16 – arbeit ❑

Meine Familie nervt mich. Ich frage mich, was ich hier tue. Eigentlich würde ich gerne raus oder etwas verändern.

nein ❑ ein wenig ❑ ja ❑ ➪ wunder 17 – familie ❑

Ich lebe allein oder in einer Partnerschaft, in der es kaum mehr Nähe gibt.

nein ❑ ein wenig ❑ ja ❑ ➪ wunder 18 – körperkontakt ❑

Ich habe Probleme mit meinem Gewicht oder habe keine Freude mehr am Essen.

nein ❑ ein wenig ❑ ja ❑ ➪ wunder 19 – ernährung ❑

Ich stehe unter einer Dauerbelastung (physisch oder emotional!) oder bin reconvaleszent, kuriere Krankheiten nicht aus, habe keine Zeit und Ruhe für gutes Essen.

nein ❑ ein wenig ❑ ja ❑ ➪ wunder 19 – ernährung ❑

Ich habe gesundheitliche Beschwerden, die ich ergänzend oder ganzheitlich behandeln möchte.

nein ❑ ein wenig ❑ ja ❑ ➪ wunder 20 – kräuter ❑

Mein Trinkwasser ist wohl nicht so besonders, ich habe noch nicht darauf geachtet, was ich trinke.

nein ❑ ein wenig ❑ ja ❑ ➪ wunder 21 – wasser ❑

Ich muss eine Entscheidung treffen, kann aber nicht. Ich fühle mich nicht im Gleichgewicht.

nein ❑ ein wenig ❑ ja ❑ ➪ wunder 22 – herzpulskohärenz ❑

Ich erwarte immer, dass etwas schief geht, glaube nicht, dass ich es schaffe.

nein ❑ ein wenig ❑ ja ❑ ➪ wunder 23 – optimismus ❑

Ich schlafe schlecht, kann mich schwer konzentrieren, bin verwirrt oder kann nicht klar denken.

nein ❑ ein wenig ❑ ja ❑ ➪ wunder 24 – psychohygiene ❑

Ich erfülle meist das, was erwartet wird und von Nutzen ist.

nein ❑ ein wenig ❑ ja ❑ ➪ wunder 25 – schöpfer sein ❑

Ich möchte mich sammeln und den nächsten, neuen Schritt in meinem Leben tun.

nein ❑ ein wenig ❑ ja ❑ ➪ wunder 26 – biografiearbeit ❑

Ich stecke in einem Problem fest und weiß nicht, wie ich raus komme. Oder: Es ist wie es ist, und daran kann man sowieso nichts ändern. Das war schon immer so.
nein ❑ ein wenig ❑ ja ❑ ➪ wunder 27 – visionieren ❑
Ich möchte mehr über das Leben erfahren und daraus lernen.
nein ❑ ein wenig ❑ ja ❑ ➪ wunder 28 – forschen ❑
Ich möchte den Sinn in vielen Dingen verstehen. Wozu bin ich da?
nein ❑ ein wenig ❑ ja ❑ ➪ wunder 29 – sinnfindung ❑
Ich fühle mich nicht wirklich geliebt und angenommen. Ich muss immer etwas tun, um geliebt zu werden.
nein ❑ ein wenig ❑ ja ❑ ➪ wunder 30 – liebe ❑

Wenn Sie oft mit JA geantwortet haben und somit ganz rechts einige Kreuze stehen, dann wissen Sie, wo Sie ansetzen können, um etwas für Ihre Gesundheit zu tun. Wählen Sie 3 aus. Geben Sie sich für jeden Punkt einen Starttermin bzw. vereinbaren Sie jetzt einen Termin bei einem dementsprechenden Therapeuten und tragen Sie diesen jetzt sofort in Ihren Kalender ein. Führen Sie ab sofort Ihren Gesundheits-Kalender mit Ihrem Gesundheits-Konto:

Gesundheits-Konto

Legen Sie ein Gesundheits-Konto an, auf das Sie mit jedem wahrgenommenen Schritt 100 „Gesundheitstaler“ eintragen. Dies ist Ihre wahre Altersvorsorge!!! Je mehr Sie auf diesem Konto haben, desto älter können Sie werden und desto schöner und aktiver können Sie Ihr Alter gestalten. Denn was nützt alles Geld, wenn wir krank sind und nicht reisen, wandern, tanzen, ausgehen können?

Konrad Lorenz hat treffend formuliert:
„Eine Wurzel der Sinnentleerung unserer Welt besteht in ihrer Ent-Wertung. Die Macht, die der Menschheit aus den so genannten exakten Naturwissenschaften und damit letzten Endes aus analytischer Mathematik erwuchs, lässt die Menschheit diese Wissensquellen über- und alle anderen unterschätzen. Ein echter Massenwahn der heutigen Menschheit besteht in dem Irrglauben, es habe nur dasjenige reale Existenz, was sich in der Sprache der exakten Naturwissenschaften ausdrücken und quantifizierend beweisen lässt. Damit wird die ganze Welt der Emotionen, werden menschliche Würde und Freiheit, kurzum alles, was einen wirklichen Wert darstellt, für Illusion erklärt.“

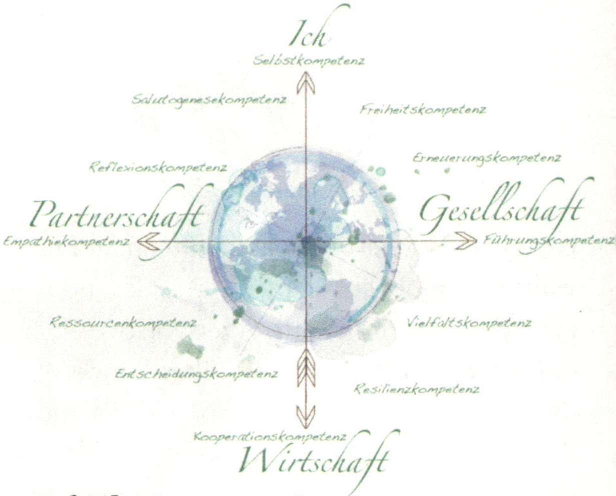

Der Zukunftskompass®

Nehmen Sie Kurs auf eine bessere Zukunft!

Wir sehnen uns nach allem Möglichen. Haben schon unzählige Beratungen, Seminare und Weiterbildungen besucht und kämpfen uns durch einen Dschungel an Empfehlungen. Woran soll man sich orientieren? Wo geht es wirtschaftlich hin? Wie wird unsere Gesellschaft in zehn bis 20 Jahren ausschauen? Der Zukunftskompass® ist ein Wegweiser. Ein Aufrüttler und Mutmacher für alle, die ihr Leben selbst in die Hand nehmen wollen – beruflich wie privat.

Erhältlich im Buchschmiede Verlag.

(Fern)Lehrgang zum „Coach für Zukunftskompetenzen“

Wollen Sie tiefer gehen und die Gesetzmäßigkeiten für Körper, Seele und Geist so gut kennen lernen, dass Sie es in Ihrem Alltag integrieren oder sogar weitergeben können?
Wollen Sie es vielleicht auch beruflich nützen oder einsetzen?

Viel Freude mit Ihrer Gesundheit!

Anhang

Literaturempfehlungen:

Michaela Glöckler – Lebenskrisen als Zukunftschancen
Michaela Glöckler – Die Liebe als Verwandlungskraft
Michaela Glöckler – Die Biografie des Menschen und ihre geistigen Gesetze
Michaela Glöckler – Krankheit und Schicksal
Mathias Wais – Über den roten Faden im Lebenslauf eines Menschen
Verena Kast – Lebenskrisen werden Lebenschancen (u.a.)/Verlag Herder
Rüdiger Dahlke – Krankheit als Symbol/Bertelsmann Verlag
Marshall B. Rosenberg – Gewaltfreie Kommunikation/Jungfermann Verlag
Sonnenmedizin/Miron Verlag
Maria Treben – Gesundheit aus der Apotheke Gottes/Ennsthaler Verlag
Renzenbrink, Mittelstraß, Kühne – Ernährung und Krebs/ Arbeitskreis für Ernährungsforschung 2000
Tompkins, Bird – Das geheime Leben der Pflanzen/Fischer Verlag
Masaru Emoto – Die Botschaft des Wassers
Lubinic – Handbuch Aromatherapie/Haug Verlag
David Servan-Schreiber – Die neue Medizin der Emotionen/Kunstmann
Institute of HeartMath – Forschungsberichte zur Herzintelligenz-Methode
Doc Childre – Kannst du mit dem Herzen sehen?
Margret Madejsky – Alchemilla – ganzheitl. Kräuterkunde f.d. Frau/Goldmann
Dr. Maoshing Ni – Der gelbe Kaiser/O.W.Barth Verlag
Dr. Bernd Rieger – Traditionell Europäische Medizin/Herbig Verlag
Florence Scovel Shinn – Das Lebensspiel und seine Regeln/freya Verlag
Dan Millman – Der Pfad des friedvollen Kriegers/Knaur Verlag
Neale Donald Walsh – Gespräche mit Gott/Goldmann Verlag
Peter von Buengner – Physik und Traumzeit/Peter von Buengner
Rippe, Madejsky, Amann, Ochsner – Paracelsusmedizin/AT-Verlag
Mechthild Scheffer – Bachblütentherapie
... und viele andere mehr.